Nicole Richter-Ulmer

Wie Kinder schlafen lernen

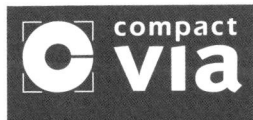

Außerdem erhältlich:
- Kinder lieben Lieder – Mit Musik und Spaß durchs Leben
- Kinder spielend fördern – Entwicklung gezielt unterstützen
- Klare Regeln für Kinder – Mit Liebe und Konsequenz erziehen
- Kochen für die Kleinsten – Die beliebtesten Kindergerichte für jeden Tag
- Massagen für Ihr Baby – Wohltuende und sanfte Berührungen
- So wird mein Kind sauber – Trocken und zufrieden ohne Windel
- Unser Baby – Glücklich und gesund durchs erste Jahr
- Alle Mäuse fliegen hoch – Die besten Kinderspiele für unterwegs
- Wie Kinder glücklich werden – Harmonisch durch den Familienalltag
- Feste für Kinder – Kreative Ideen für lustige Feiern
- Mein Kind ist trotzig – Schwierige Entwicklungsphasen entspannt meistern
- Unterwegs mit Babys und Kleinkindern – Entspannt verreisen mit der Familie

compact via ist ein Imprint der Compact Verlag GmbH

© 2012 Compact Verlag GmbH München

Text: Nicole Richter-Ulmer (außer S. 13, 41, 57, 89)
Chefredaktion: Evelyn Boos
Redaktion: Lea Hoy
Produktion: Johannes Buchmann
Titelabbildungen: fotolia.com/Max Finoff (o. li.), fotolia.com/Johanna Goodyear
(o. M.), fotolia.com/Valua Vitaly (o. re.), mauritius images (u.)
Layout: h3a GmbH, München
Umschlaggestaltung: h3a GmbH, München

ISBN 978-3-8174-8289-4
5382891/4

Besuchen Sie uns im Internet: www.compact-via.de

Inhalt

Vorwort

Eltern von Kleinkindern sieht man oft an, dass sie gerade in der Anfangszeit häufig auf ihre ungestörte Nachtruhe verzichten. Vom Recht aufs Durchschlafen müssen sich Eltern kleiner Kinder erst einmal verabschieden. Ein geregeltes Schlafverhalten entwickelt sich nach und nach in den ersten drei Lebensjahren. Die Themen „Durchschlafen" und „Schlafgewohnheiten" beschäftigen Eltern aber von Anfang an und viele sind am Ende ihrer Kräfte, wenn ihre Sprösslinge bestimmte Einschlafgewohnheiten entwickelt haben oder jede Nacht mehrmals aufwachen und nicht mehr ohne Hilfe einschlafen können.

So weit muss es nicht kommen! Es gibt viele einfache Möglichkeiten, Ihrem Kind je nach Entwicklungsstand und Alter das Ein- und Durchschlafen zu erleichtern. Die in diesem Ratgeber vorgestellten Tipps und Methoden sollen Ihnen dabei helfen, auf sanfte Art und Weise einen optimalen Rahmen für das selbstständige Ein- und Durchschlafen zu schaffen.

Dabei gibt es nicht „die Methode", die auf jeden Fall Erfolg verspricht, denn jedes Kind ist individuell. Vielmehr kommt es darauf an, dass Sie einen optimalen Weg finden, der es Ihnen und Ihrem Kind erleichtert, mit der Situation umzugehen.

Dieser Ratgeber hilft Ihnen dabei, gut durch die ersten 1.000 Nächte zu kommen und Ihr Kind darin zu unterstützen, ein für alle Beteiligten akzeptables Schlafverhalten zu erlernen.

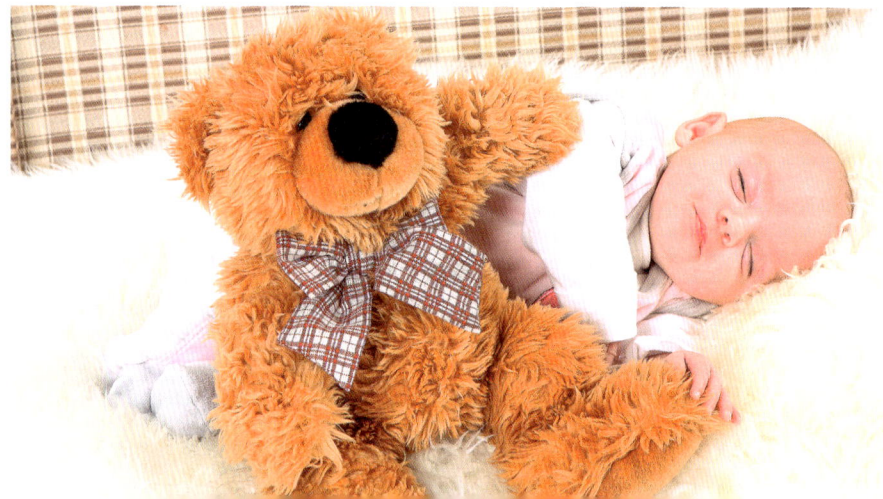

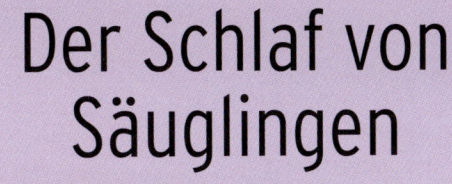

Der Schlaf von Säuglingen

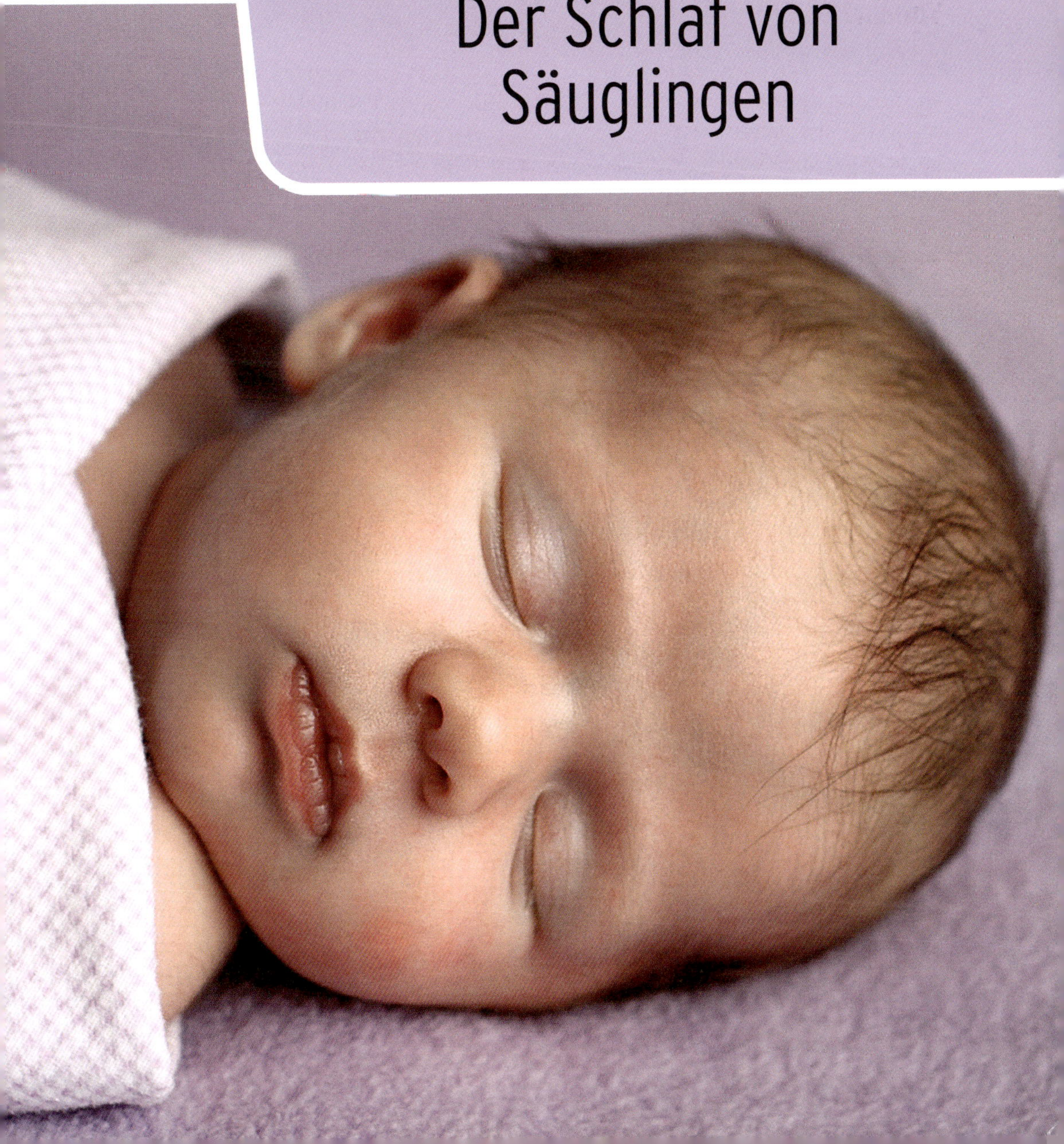

Wie viel Schlaf braucht ein Säugling?

Wie wichtig ausreichender Schlaf ist, merken Eltern spätestens dann, wenn die Nachtruhe durch den Nachwuchs gerade in der Anfangszeit unentwegt unterbrochen wird. Bei permanentem Schlafmangel sind Menschen weniger belastbar, anfälliger für Krankheiten und leichter gereizt. Gesunder Schlaf ist notwendig, damit sich Körper und Geist regenerieren können.

INFO

Der menschliche Schlaf

Es wird zwischen dem Tiefschlaf und der REM-Phase unterschieden. In der Tiefschlafphase lassen sich die langsamsten Gehirnwellen mit der größten Amplitude, die Deltawellen, messen. Der Schlafende atmet tief und gleichmäßig, die Gesichtsmuskulatur ist dabei entspannt. Die REM-Phase (Rapid Eye Movement) zeichnet sich durch schnelle Augenbewegungen aus. Forscher glauben, dass sich in dieser Traumphase Psyche und Geist am besten erholen. Neugeborene verbringen mehr als 50 Prozent in einem REM-Schlaf-ähnlichen Zustand.

Um kindliches Schlafverhalten deuten und verstehen zu können, ist es erst einmal wichtig, zu verstehen: Was passiert eigentlich im Schlaf?

Schlaf als komplexer Prozess

Schlaf ist weit mehr als eine Unterbrechung unserer Tagesaktivität. Unterschiedlich tiefe Schlafphasen wechseln sich ab. Im Übergang von der Wach- zur Schlafphase nimmt die Wahrnehmungsfähigkeit ab.

INFO

Durchschnittlicher Schlafbedarf pro Nacht	
Neugeborene	bis zu 18 Stunden über den Tag verteilt
ein bis zwölf Monate	14 bis 18 Stunden
ein bis drei Jahre	zwölf bis 15 Stunden
drei bis fünf Jahre	elf bis 13 Stunden
fünf bis zwölf Jahre	neun bis elf Stunden
Teenager	neun bis zehn Stunden
Erwachsene und Ältere	sechs bis zehn Stunden
Schwangere	acht Stunden und mehr

In dieser Phase kann es zu unwillkürlichen Zuckungen kommen, weil wir das Gefühl haben, zu fallen oder ausweichen zu müssen. Normalerweise werden wir davon aber nicht wach, sondern der Schlaf wird noch tiefer. Nun folgen abwechselnd tiefe auf weniger tiefe Schlafphasen. Gegen Ende wechseln die Schlafphasen in immer kürzeren Abständen, die REM-Phasen werden länger und der Schlafende erwacht schließlich.

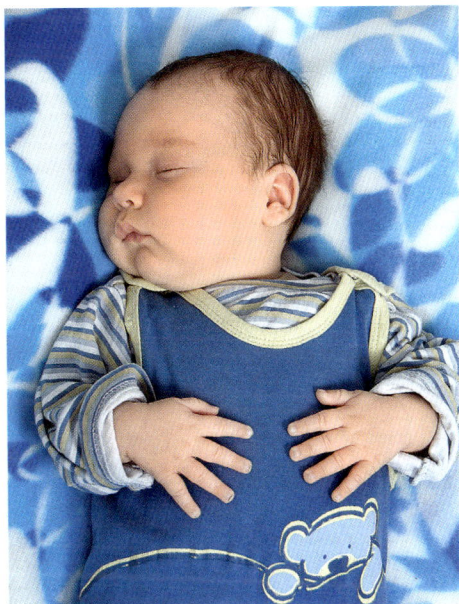

Wie viel Schlaf ein Mensch braucht, um am nächsten Tag erholt aufzuwachen hängt einerseits vom Alter ab, andererseits aber auch vom individuellen Schlafbedürfnis. Es gibt Menschen, die mit etwa sechs Stunden Schlaf gut auskommen, andere brauchen sieben Stunden und mehr. Bei Säuglingen und Kindern ist der Schlafbedarf noch ausgeprägter: Neugeborene schlafen am Anfang bis zu 18 Stunden über den Tag verteilt. Mit zunehmendem Alter nimmt das Bedürfnis zu schlafen ab und verlagert sich in die Nachtzeit. Mit etwa zwei oder drei Jahren schlafen Kinder normalerweise durch.

Es ist wichtig zu wissen, das das individuelle Schlafbedürfnis unabhängig vom Alter genetisch bzw. konstitutionell vorgegeben ist. Es gibt Kinder, die mehr Schlaf brauchen, andere kommen mit weniger aus. Wenn Ihr Kind zu den Wenig-Schläfern gehört, können Sie es mit keiner Methode der Welt dazu erziehen, länger zu schlafen.
In diesem Fall kommt es darauf an, dass Sie eine Lösung finden, die Schlafenszeiten Ihres Kindes so zu „timen", dass sie mit denen Ihrer Familie einigermaßen zusammenpassen und jeder gut damit leben kann. Für eine Änderung des Schlafverhaltens brauchen Eltern aber tatsächlich einen langen Atem, denn Erfolg stellt sich erst nach frühestens sieben Tagen ein.

Eine gesunde Schlafumgebung

Damit Ihr Kind ruhig und gesund schlafen kann, ist die richtige Schlafumgebung wichtig. Das kann im Elternschlafzimmer oder auch im eigenen Kinderzimmer sein.

Im ersten Lebensjahr sollten Sie einige Grundregeln für die Sicherheit und die Gesundheit Ihres Kindes beachten.

Schlafposition

Legen Sie Ihr Kind in den ersten zwölf Monaten immer zum Schlafen auf den Rücken. Auch die seitliche Lage ist nicht zu empfehlen, da sich die Kinder versehentlich auf den Bauch rollen können und so möglicherweise schwerer Luft bekommen. Seit von der Bauchlage abgeraten wird, sind weniger Kinder von dem plötzlichen Säuglingstod (SIDS) betroffen. Manche Kinder sind aber Bauchschläfer und rollen sich, sobald sie es können, von selbst auf den Bauch. Bleiben Sie entspannt und sorgen Sie dafür, dass die Schlafumgebung ansonsten entsprechend optimal ist.

Gut gebettet

Bis zum Alter von einem Jahr sind Babys am sichersten im Elternschlafzimmer aufgehoben. Scheinbar wird das Atemzentrum des Kindes durch die Atemgeräusche der Eltern aktiviert.

TIPP

Plötzlicher Säuglingstod (SIDS)

Der plötzliche Säuglingstod oder SIDS (Sudden Infant Death Syndrome) bezeichnet den unvorhergesehenen Tod eines gesunden Kindes im ersten Lebensjahr. Die meisten Fälle treten zwischen dem zweiten und dem vierten Lebensmonat auf. Jungen sind häufiger betroffen als Mädchen. Auch wenn das SIDS Medizinern und Wissenschaftlern noch immer Rätsel aufgibt, konnten sie folgende SIDS begünstigende Risikofaktoren ausmachen: Rauchen, Überwärmung, Bauchlage. Auch wenn viele weitere Ursachen vermutet werden, reduzierte die 3-R-Regel die Todesfallrate signifikant: rauchfrei – Rückenlage – richtig betten.

Außerdem können Sie sofort bei Ihrem Kind sein, wenn etwas nicht stimmt oder es schreit. Stillfreundliche Krankenhäuser empfehlen, die Kinder auch im ersten Jahr mit ins Bett zu nehmen, da es die Bindung zu Ihrem Kind stärkt und Sie es nachts jederzeit und nach Bedarf stillen können, ohne aufstehen zu müssen. Wenn Sie folgende Regeln beachten, ist Bed-Sharing für Ihr Kind und Sie eine sichere Angelegenheit.

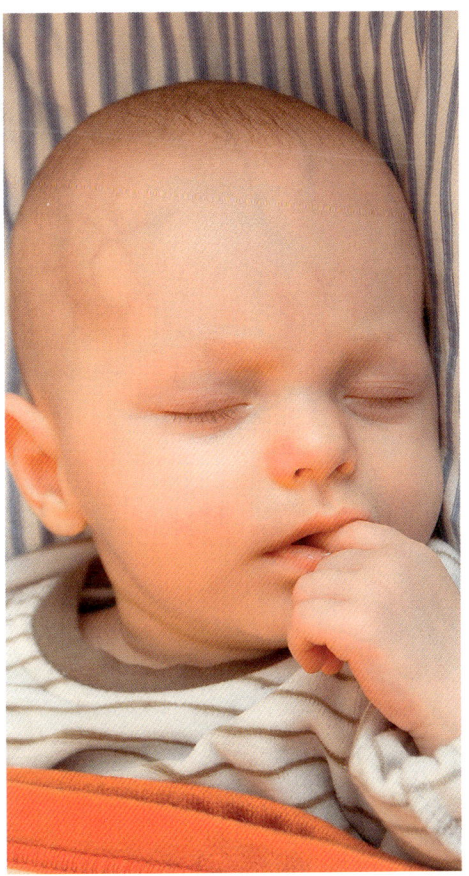

Die richtige Temperatur

Babys mögen es eher zu kühl als zu warm. Eine Raumtemperatur von 16 bis 18 Grad Celcius ist optimal. Am besten lüften Sie kurz vor dem Schlafengehen fünf Minuten lang bei komplett geöffneten Fenstern. Und wie merken Sie, dass Ihr Baby nicht friert? Ob die Temperatur für Ihr Kind in Ordnung ist, fühlen Sie am besten im Nackenbereich. Ist er warm, ist Ihrem Kind nicht kalt. Die Temperatur der Hände eignet sich dagegen

TIPP

Tabus

○ Wenn Sie Raucher sind, sollten Sie auf keinen Fall gemeinsam mit Ihrem Kind in einem Bett schlafen. Auch wenn Sie nur außerhalb der Wohnung rauchen, setzen sich dabei viele giftige Metalle und krebserregende Substanzen (Arsen, Blei, Chrom) in der Kleidung, an Ihrer Haut und an den Haaren fest, die das Kind dann aufnimmt.

○ Stellen Sie auf jeden Fall sicher, dass Ihr Kind nicht unter Decken und Kissen rutschen oder aus dem Bett fallen kann.

○ Bed-Sharing mit Kind und Haustier sollte tabu sein.

Der Schlafsack

Anstatt ein Federbett zu benutzen, sollten Sie Ihrem Kind einen Schlafsack anziehen. Achten Sie darauf, dass die Halsöffnung nicht zu groß ist. Ziehen Sie Ihrem Kind außerdem nicht mehr zum Schlafen an, als Sie selbst tragen.

nicht als Gradmesser, denn sie sind i. d. R. kühl oder kalt und sagen nichts über das tatsächliche Wärmeempfinden Ihres Babys aus. Es ist wichtig, dass die Luft optimal im Kinderbett zirkulieren kann. Deshalb raten Experten davon ab, Plüschtiere, Schaffelle und Kissen mit in das Kinderbett zu legen. Die Gefahr, dass das Gesicht in den Materialien versinkt, diese einen Wärme-Stau oder gar einen Atemrückstau verursachen, ist zu groß.

Warum wacht ein Baby nachts auf?

Abgesehen davon, dass es natürlich ist nachts aufzuwachen, können es insbesondere auch ganz naheliegende Gründe wie Hunger oder eine volle Windel sein. Möglicherweise verursachen aber auch Zähne, Blähungen oder Fieber Ihrem Baby Schmerzen. Auch ein turbulenter Tag oder eine neue Schlafumgebung können dazu führen, dass Ihr Kind schlechter schläft.

Nächtliche Mahlzeiten

Brauchen Säuglinge anfangs nachts noch alle paar Stunden eine Mahlzeit, sind sie im Alter zwischen drei und sechs Monaten im Prinzip in der Lage, ohne nächtliche Mahlzeiten auszukom-

men. Viele Eltern werden nun entgegnen, dass ihr Kind nachts aber trinkt und offensichtlich auch Durst oder Hunger hat. Das ist richtig. Manche Kinder bunkern ihre Kalorien nachts und trinken tagsüber dann aber relativ wenig. Wenn Ihr Kind tagsüber wenig trinkt, muss es seinen Energiebedarf natürlich nachts decken. Versuchen Sie, Ihr Kind tagsüber mehrmals anzulegen, um allmählich die Mehrzahl der Mahlzeiten auf den Tag zu verteilen.

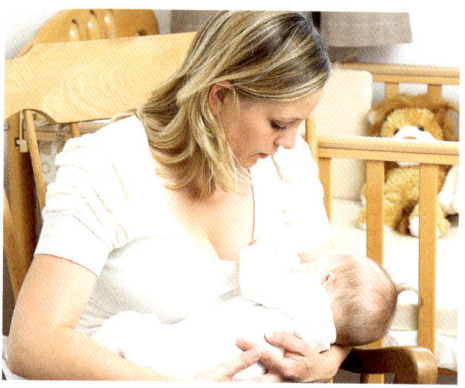

Ein anderer Grund für nächtliche Mahlzeiten ist, dass sich die Kinder an die Kalorienzufuhr gewöhnen und dann natürlich Hunger haben, wenn sie aufwachen. Zumal gerade beim Stillen ja noch der „Mama-Faktor" dazukommt - kuscheln, saugen, spüren. Manchmal dient die Brust auch nur als Schnullerersatz oder dazu, wieder einzuschlafen.

Die rabiate Methode, die Mahlzeiten auf einmal wegzulassen oder stattdessen nur Tee oder Wasser zu geben, wird Ihnen einiges an Standfestigkeit abverlangen, da Ihr Kind mit Sicherheit lautstark protestieren und herzzerreißend weinen wird. Stellen Sie sich vor, Ihnen wurde monatelang, wann immer Sie aufwachten, Ihre Lieblingsspeise vorgesetzt und mit einem Mal bekommen Sie nur noch einen Schluck Wasser oder gar nichts mehr. Natürlich hätten Sie erst einmal trotzdem Hunger, zumindest Appetit, und verstünden die Welt nicht mehr. Wie Sie Ihrem Kind nächtliche Mahlzeiten sanft abgewöhnen können, erfahren Sie auf Seite 34 f.

Krankheiten, Impfungen und Zähne

Ist Ihr Kind krank, hat es Fieber oder eine verstopfte Nase, ist es fast normal, dass es nachts oft weinend aufwacht. Gerade Schnupfen behindert die Nasenatmung. Dies führt dazu, dass Ihr Kind den Schnuller, falls es einen benutzt, nachts mehrmals verliert.

Wenn Sie wegen möglicher Nebenwirkungen Ihrem Kind keine abschwellenden Nasentropfen geben wollen, dann versuchen Sie es mit Meerwasser-Nasentropfen, in die Sie einen Bachblüten-Notfalltropfen hineingeben. Die Kombination wirkt ebenfalls abschwellend.

Impfreaktionen und -nebenwirkungen wie Schmerzen, Kopfweh, erhöhte Temperatur oder Fieber sind ein vorübergehendes Phänomen. Auch die Einstichstelle kann anschwellen und schmerzen. Manchmal verträgt das Kind die erste Impfung gut und reagiert dann bei den Folgeimpfungen heftiger.

Es ist klar, dass Ihr Kind nach einer Impfung entsprechend schlechter einschläft oder aber nachts weinend aufwacht. Nach einem oder zwei Tagen sind die Impfnebenwirkungen aber normalerweise vorüber. Falls das nicht der Fall sein sollte und Sie zusätzlich Verhaltensänderungen beobachten (bis zu 21 Tage nach der Impfung), suchen Sie sich dringend einen erfahrenen, klassisch arbeitenden Homöopathen. Dieser kann Impffolgen i. d. R. ganzheitlicher behandeln und auffangen als ein Schulmediziner.

Das Zahnen und die Reaktionen Ihres Kindes darauf sind so individuell wie Ihr Sprössling selbst. Bei manchen Kindern sind quasi über Nacht die neuen Zähne da. Andere Kinder quälen sich länger damit herum, haben rotes, entzündetes Zahnfleisch und Schmerzen. In diesen Fällen hilft oft die Homöopathie, wie beispielsweise das Zahnungsmittel Chamomilla D12, insbesondere aber Geduld.

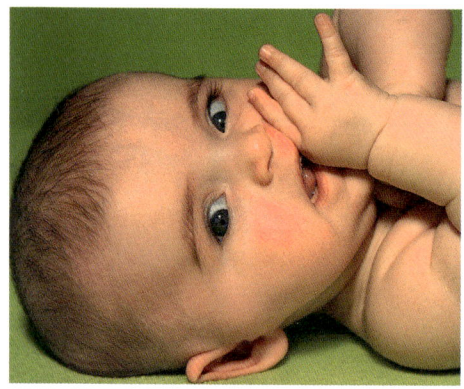

Überreizung und Unruhe

Mit zunehmendem Alter nehmen Babys ihre Umwelt differenzierter wahr und verschlafen nicht mehr den ganzen Tag. Manche Babys schlafen ein, wenn ihnen etwas zu viel wird, andere bleiben wach, werden unruhig oder quengelig. Oft fällt es diesen Kindern dann auch abends schwer, zur Ruhe zu kommen oder sie wachen häufiger auf.

Möglicherweise konnten Sie dieses Phänomen auch bei sich selbst schon einmal beobachten: Wenn Sie auf einer Party waren oder einen aufregenden Tag mit vielen Eindrücken hinter sich haben, ist es oft schwierig, in den Schlaf zu finden. Es geht Ihnen einfach noch zu viel im Kopf herum. Sie können Ihrem Kind helfen, zur Ruhe zu kommen, indem Sie ihm rechtzeitig vor dem Einschlafen schon eine kleine Auszeit verordnen. Richten

Sie sich nach den Bedürfnissen Ihres Babys und vermeiden Sie zusätzliche Stimulation. Älteren Kindern können Sie ein Buch vorlesen oder gemeinsam ein Bilderbuch ansehen. Auch Fantasiereisen bieten eine gute Möglichkeit, abzuschalten und zur Ruhe zu kommen (s. S. 74, 76 ff.).

Der Weg zu einem stabilen Schlafrhythmus

Schon vor der Geburt durchlebt Ihr Baby verschiedene Traum-, Schlaf- und Wachphasen. Diese behält es in den ersten Lebenswochen erst einmal bei. Es schläft über den Tag verteilt bis zu 18 Stunden und hat wenige Wachphasen. In dieser Zeit muss sich Ihr Baby erst noch an den Tag-Nacht-Wechsel gewöhnen. Nach etwa vier bis sechs Wochen erleben Eltern Ihr Kind i. d. R. als „wacher". Es nimmt mehr am Alltag teil und hat sich möglicherweise bereits daran gewöhnt, etwa zur gleichen Zeit abends einzuschlafen bzw. dann morgens aufzuwachen. Allerdings kann es unterschiedlich lange dauern, bis ein Baby einen halbwegs stabilen Ess- und Schlafrhythmus angenommen hat, weil dies nicht zuletzt von den biologischen Reifungsprozessen abhängt. Geben Sie Ihrem Kind Zeit und haben Sie Geduld.

Schlafrhythmus von Babys und Kleinkindern

Es gibt bestimmte Fakten, die auf das Schlafverhalten der meisten Kinder zutreffen. Wenn Sie diese beachten, können Sie Ihrem Kind möglicherweise leichter helfen, seinen eigenen Schlafrhythmus zu finden. Generell gilt: Haben Sie stets ein offenes Auge für die Bedürfnisse und Schlafgewohnheiten Ihres Kindes, denn manchmal stecken hinter Ein- und Durchschlafproblemen auch tiefgründigere, unerfüllte Wünsche oder auch Ängste, für die Sie zusammen mit Ihrem Kind eine Lösung finden müssen.

Weniger ist mehr? Je mehr ein Kind tagsüber schläft, desto weniger schläft es nachts. Dies gilt natürlich auch umgekehrt: Wenn ein Kind nachts länger schläft oder zu zeitig zum Einschlafen bewegt wird, kann es sein, dass es dann tagsüber umso aktiver ist und somit auch am Tag weniger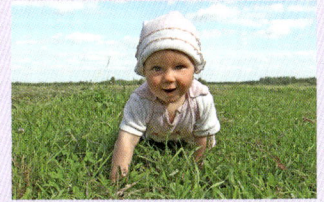
schlafen kann. Je früher ein Kind einschläft, desto früher wacht es meist wieder auf; je später ein Kind einschläft, desto später wacht es folglich wieder auf.

Gut Ding will Weile haben! Der Schlafrhythmus lässt sich nicht kurzfristig umstellen. Es dauert zwischen sieben und 14 Tagen, bis sich mit konsequenter Erziehungshaltung eine Änderung im Schlafverhalten erzielen lässt. Das individuelle Schlafbedürfnis ist dabei konstitutionell vorgegeben. Aus einem Wenig-Schläfer lässt sich kein Viel-Schläfer machen; aus einer „Lerche" schließlich auch keine „Eule". Die Frage nach dem Mittagsschlaf beantwortet Ihr Kind i. d. R. selbst.

Reiz im Überfluss: Viele neue Reize, beispielsweise unterwegs in der Stadt oder auf einer Familienfeier, die Vorfreude auf ein besonderes Ereignis oder Änderungen im gewohnten Tagesablauf, z. B. eine Urlaubsreise mit einer anderen Schlafumgebung, können dazu führen, dass Ihr Kind nachts häufiger aufwacht. Nach einigen Tagen ist der Spuk aber normalerweise vorbei.

Die ersten sechs Monate

Durch einen regelmäßigen Tagesablauf mit festen Zeiten für das Schlafen, Spielen, Pflegen, Füttern usw. können Sie Ihr Kind in den ersten Lebensmonaten darin unterstützen, einen stabilen Schlafrhythmus zu entwickeln. Ihr Baby kann sich so leichter orientieren und auf die jeweilige Situation einstellen. Kinder mit einem konstanten und vorhersagbaren Tagesablauf schreien weniger, sind zufriedener und interessieren sich mehr für ihre Umwelt, weil sie schneller mit dem Tagesablauf vertraut werden. Hiermit ist natürlich nicht gemeint, dass Sie dem Kind einen Rhythmus überstülpen und gnadenlos „nach Stechuhr" planen sollen. Ihr Kind ist darauf angewiesen, dass Sie seine Signale verstehen und auch „lesen" können.

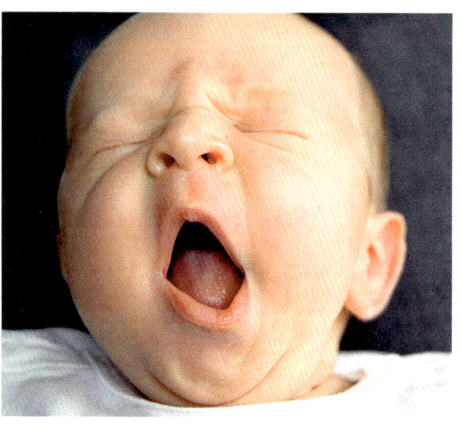

Orientieren Sie sich am Bedürfnis Ihres Kindes nach Anregung und Entspannung und versuchen Sie, die Anzeichen von Erschöpfung und Müdigkeit bei ihm zu erkennen.

Reibt es sich die Augen, wendet es den Blick ab oder gähnt es, sollten Sie die Gelegenheit nutzen und es in sein Bett legen. Wird der Punkt verpasst, kann es für Ihr Baby ungleich schwerer werden, in den Schlaf zu finden, da es dann überdreht und überreizt ist. Nur ein müdes Kind kann einschlafen.

Jedes Kind ist anders – und das von Anfang an

Manche Kinder schlafen problemlos selbst ein, andere brauchen noch die Unterstützung ihrer Eltern. Die Fähigkeit, sich selbst zu beruhigen, ist bei jedem Baby unterschiedlich ausgeprägt. Die einen finden von allein in den Schlaf, indem sie sich rekeln, an der Faust saugen oder Geräusche machen. Andere brauchen die Unterstützung der Eltern und wollen deren Nähe spüren. Verlassen Sie sich auf Ihre Intuition und machen Sie sich frei von der Angst, das Kind zu verwöhnen.

Gerade in der Anfangszeit braucht Ihr Baby die Sicherheit, dass seine Grundbedürfnisse nach Nahrung oder Nähe sofort gestillt werden.

Manchmal will sich Ihr Baby nur Ihrer Nähe vergewissern und es reicht ihm, wenn Sie es streicheln und beruhigend mit ihm sprechen.

Mit der Zeit wird es leichter für Ihr Kind, allein in den Schlaf zu finden. Die Fähigkeit, sich selbst zu beruhigen, hängt aber auch vom Verhalten der Bezugspersonen ab. Sie können ihm dabei helfen, indem Sie es in seiner Selbstständigkeit fördern.

TIPP

Urvertrauen schafft Selbstvertrauen
Verlassen Sie sich auf Ihre Intuition und machen Sie sich frei von der Angst, Ihr Kind zu verwöhnen. Gerade in der Anfangszeit braucht Ihr Baby die Sicherheit, dass seine Grundbedürfnisse nach Nahrung oder Nähe sofort gestillt werden.

Der Mythos „Durchschlafen"

Das Topthema in Babytreffs, Stillcafés und auf Spielplätzen ist immer das „Durchschlafen". Manche Babys schlafen von Anfang an durch, manche lernen es erst im Laufe der Zeit. Durchschlafen heißt, dass der Säugling zwei Schlafzyklen von je drei bis vier Stunden Dauer durchschläft, ohne dazwischen aufzuwachen. Das bedeutet, dass er sechs bis acht Stunden am Stück schläft. Wenn Ihr Baby um 20 Uhr einschläft und „durchschläft", wacht es also zwischen zwei und vier Uhr das erste Mal auf. Dabei gilt es als völlig normal, dass Säuglinge im ersten halben Jahr nachts aufwachen, da das zum kindlichen Schlafverhalten gehört. Das Problem, vor das sich viele gestellt sehen, ist auch nicht das Aufwachen, sondern, dass das Baby nicht wieder selbstständig einschlafen kann.

Flaschennahrung oder Stillen?

Für das Durchschlafen ist es übrigens unerheblich, ob das Kind gestillt wird oder Flaschennahrung erhält. Es gibt Studien, die beweisen, dass auch angereicherte Flaschenmilch (sogenannte Folgenahrung) nicht zum Durchschlafen beiträgt. Trotzdem scheinen viele Stillkinder häufiger als Flaschenkinder wach zu werden. Der Grund hierfür könnte darin liegen, dass eine stillende Mutter auch eher bereit ist, ihr Kind nach dessen Bedarf zu stillen.

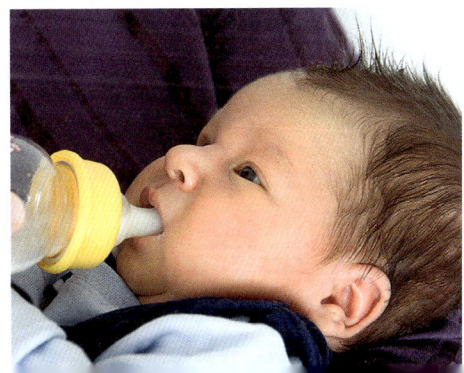

Wenn sie sofort auf die ersten Anzeichen von Hunger reagiert, gewöhnt sich das Baby auch daran. Eine Mutter, die die Flasche machen muss, wartet hier möglicherweise etwas länger, sodass sich das Kind zwischenzeitlich von selbst wieder beruhigt.

Letztlich ist aber jedes Kind anders – einen Beweis, der die eine oder andere Ernährungsweise befürworten würde, gibt es bislang nicht.

Zoes Mama stillte ihre Tochter von Anfang an nach Bedarf. Zoe trank nachts zwischen zwei- und viermal. Mit etwa sieben Monaten wurde sie im Zwei-Stunden-Rhythmus gestillt. Ihre Mama konnte gut damit umgehen, da sie erstens morgens mit ihrer Tochter ausschlafen konnte und das Baby zweitens gleich wieder an der Brust einschlief und nicht noch herumgetragen werden musste.

Die Zeit mit unterbrochenen Nächten ist extrem anstrengend. Deshalb ist es in dieser Phase wichtig, dass Sie Kraft tanken, wo Sie können. Nutzen Sie den Tagesschlaf Ihres Babys, um sich auch hinzulegen und etwas Schlaf nachzuholen. Lassen Sie sich von Bekannten und Verwandten unterstützen. Sie fahren bestimmt gerne einmal Ihr Baby spazieren, damit Sie sich etwas ausruhen können.

Der Weg zu einem stabilen Schlafrhythmus – das zweite Lebenshalbjahr

Ab einem Alter von sechs Monaten kann im Prinzip jedes Kind sechs bis acht Stunden am Stück schlafen, reißt so aber immer noch mindestens einmal pro Nacht seine Eltern aus dem Schlaf. Wenn Ihr Kind mehr als einmal aufwacht, befinden Sie sich in guter Gesellschaft: Rund 40 Prozent aller Kinder wecken ihre Eltern nachts zweimal und öfter auf, weil sie nicht mehr alleine einschlafen können.

In den seltensten Fällen handelt es sich jedoch um Durchschlafschwierigkeiten. Das Kind hat meist nur Probleme, ohne Hilfe wieder einzuschlafen und fordert dann, getragen zu werden, eine nächtliche Mahlzeit oder andere Einschlafhilfen mit lautstarker Vehemenz.

Ungünstige Einschlafrituale

Mit sechs Monaten hat sich ein Kind normalerweise an den Tag-Nacht-Rhythmus gewöhnt. Trotzdem kann es passieren, dass sich das Schlafverhalten plötzlich wieder verändert.

Es gibt viele Beispiele von stundenlangen Einschlafritualen und nächtlichen Trageaktionen, in denen bestimmte Lieder vorgesungen werden müssen, damit Kinder wieder in den Schlaf finden.

In allen Fällen hat sich eine gewisse Erwartungshaltung bei den Kindern herausgebildet. Sie haben mit der Zeit gelernt, dass ihre Eltern immer mit der gleichen Handlung reagieren, sobald sie wach werden und nach ihnen schreien. Wenn sie nun aufwachen, brauchen sie eben dieses gewohnte Ritual, um wieder einschlafen zu können.

Selbstständig einschlafen lernen

Versuchen Sie, Ihr Baby möglichst häufig wach ins Bett zu legen. Das funktioniert gerade bei Säuglingen nicht immer, da sie oft an der Flasche oder an der Brust einschlafen. Wenn Ihr Kind noch nicht eingeschlafen ist, nutzen Sie die Chance, es bewusst wach hinzulegen und nach einem kurzen Ritual zu gehen. Ihr Kind lernt dadurch, dass es nicht nur an der Brust oder Flasche einschlafen kann, sondern auch ohne Hilfe wieder in den Schlaf findet. Auch Ihnen gibt es die Sicherheit, dass Ihr Kind die Brust nicht zum Einschlafen braucht.

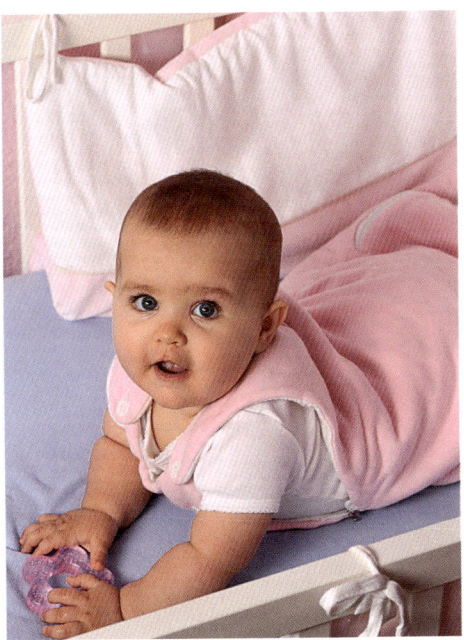

TIPP

Rituale am Abend

Machen Sie sich das Erinnerungsvermögen Ihres Kindes zunutze! Wenn das Zubettgehen jeden Abend einigermaßen gleich abläuft, kann sich Ihr Kind mit der Zeit auf „die" Schlafenszeit einstellen.

Hierbei geht es weniger um einen strikten Zeitplan als vielmehr um eine ungefähre Vorgabe, nach der die letzte halbe Stunde vor dem Einschlafen verlaufen sollte. Denn wenn jeder Abend anders abläuft, weiß Ihr Baby nie, wann Schlafenszeit ist und kann keine entsprechende Erwartungshaltung ausbilden. Stattdessen geht plötzlich das Licht aus und es soll auf Kommando einschlafen.

Finns Mutter legte ihren Sohn, wenn er nicht schon an der Brust eingeschlafen war, wach ins Bett, anstatt ihn weiter im Arm zu halten. Sie drückte ihm einen Kuss auf die Stirn, strich ihm über die Wange und sagte jedes Mal mit einer ruhigen Stimme „Schlaf gut und träum schön", was sie selbst als „Einschlaf-Mantra" bezeichnete. Irgendwann beobachtete sie, dass Finn schon beim bloßen Hören des von ihr gesprochenen Satzes die Augen zufielen.

Anders die Mama von Louis, 15 Monate. Sie genoss das abendliche Still- und Kuschelritual sehr und wiegte ihren Sohn gern in den Schlaf. Erst wenn er fest eingeschlafen war, legte sie ihn in sein Bett. Wurde er wach, nahm sie ihn wieder in den Arm, bis er zurück in den Schlaf gefunden hatte.

Natürlich dürfen Sie Ihr Kind auch in den Schlaf wiegen, wenn Sie das möchten. Es gibt Eltern, die genau diese innige (Ein-)Schlafenszeit genießen, selbst wenn die Kinder schon größer sind. Ist dieses Schlafritual für Sie und Ihr Kind stimmig, ist es völlig in Ordnung. Bedenken sollten Sie lediglich, dass für Ihr Kind dadurch der Körperkontakt zu einem festen Bestandteil des täglichen Einschlafrituals wird.

Es macht so nicht die Erfahrung, dass es auch selbst in den Schlaf finden kann. Vertrauen Sie Ihrem Kind, dass es die Herausforderung, selbstständig einzuschlafen, gut meistern wird.

TIPP

Gleichzeitig mehrere Kinder ins Bett bringen

Einen großen Unterschied macht es natürlich, ob Sie nur ein Kind oder noch weitere Geschwister ins Bett bringen müssen.

Finden Sie einen Ablauf, der zu Ihren Kindern und Ihrer Familie passt. Vielleicht gibt es ja nach dem Zähneputzen noch eine kurze gemeinsame Zeit zum Kuscheln auf dem Spielteppich oder vielleicht singen Sie gemeinsam oder schauen sich zusammen ein Bilderbuch an.

Kopfwackeln und Körperschaukeln

Zwischen dem sechsten und zwölften Lebensmonat bewegen manche Kinder ihren Kopf rhythmisch, rollen ihn hin und her oder schaukeln auch mal mit dem ganzen Körper. Zu beobachten ist dies insbesondere, wenn ihnen langweilig ist und sie wieder Abwechslung wollen oder sie müde sind.

Viele Eltern erschrecken zunächst, wenn sie diese gleichförmigen Bewegungen plötzlich an ihren Kindern feststellen. Die stereotypen Bewegungen scheinen die Kinder jedoch zu beruhigen und ihnen beim Einschlafen zu helfen. Besonders beängstigend, mitunter sogar gefährlich, ist dieses Verhalten, wenn das Kind seinen Kopf auf den Boden oder gegen die Gitterstäbe seines Bettchens schlägt. Möglicherweise wird es nötig sein, die Gitter etwas abzupolstern, damit sich Ihr Kind nicht verletzt.

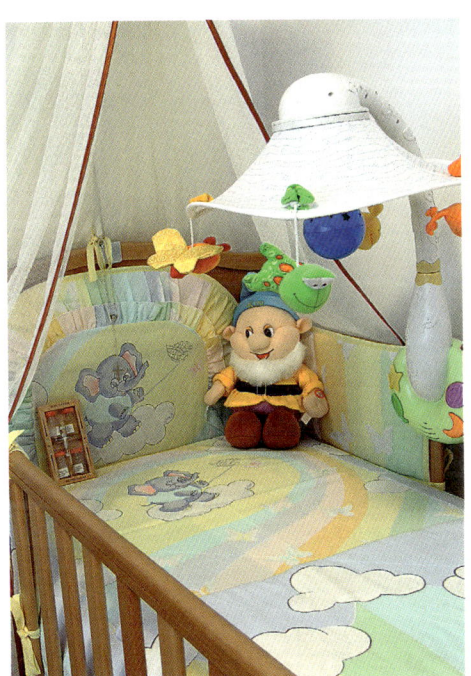

Wenn es sich, außer mit dem Kopf zu schlagen und den rhythmischen Bewegungen beim Einschlafen, völlig gesund entwickelt und ansonsten unauffällig verhält, dienen diese Stereotypien tatsächlich nur als Einschlafhilfe. Wenn Sie verunsichert sind, sprechen Sie mit Ihrem Kinderarzt.

Das Schreiverhalten von Babys

Babys schreien im Laufe der ersten Lebenswochen immer mehr und weinen mit etwa sechs Wochen am meisten. In den folgenden Wochen werden die Schreiperioden wieder kürzer, bis sie mit drei Monaten nur noch wenig oder gar nicht mehr schreien.
Verschiedene Gründe können Ihr Baby zum Schreien bringen: Hunger, Schmerzen, der Wunsch nach Kontakt und vertrauten Gesichtern (z. B. nach dem Aufwachen) und Überreizung.
Ihr Kind ist jeden Tag einer Vielzahl von Reizen ausgesetzt, insbesondere in ungewohnter Umgebung wie beim Einkaufen, in der Stadt usw.
Manche Babys klinken sich einfach aus, wenn es ihnen zu viel wird, indem sie einschlafen. Andere Babys schaffen das nicht und sind irgendwann so überreizt, dass sie sich dann erstmal durch lautes Schreien abreagieren müssen.

TIPP

Beruhigende Nähe im Tragetuch

Kinder, die über den Tag verteilt getragen werden, z. B. in einem Tragetuch oder einem Tragesack, schreien signifikant weniger. Scheinbar wirken sich der ständige Körperkontakt und die Stimulierung des Gleichgewichtssinns positiv auf verschiedene Körperfunktionen aus. Tragetuch-Kinder weinen seltener und schlafen leichter ein. Egal, ob Sie ein Tragetuch oder einen Tragesack benutzen, kontrollieren Sie immer wieder die korrekte Sitzposition Ihres Kindes: Der Oberkörper muss gerade und fixiert sein, die Kniegelenke weit gespreizt. Eine Kurzbeschreibung zweier Bindetechniken finden Sie auf Seite 23 ff.

Warum schreit mein Baby?

Manchmal beschäftigen sich Eltern und Verwandte aber auch so intensiv mit dem Säugling, dass er keine Zeit hat, sich zu erholen. Wenn Kinder den Kopf wegdrehen oder die Augen schließen, ist hier eine Auszeit das Richtige. „Rassel-Aktionismus", um das Kind vom Schreien „abzulenken", sollte unbedingt vermieden werden. Die lauten Geräusche verwirren in diesem Moment nur.

Entwicklungs- oder Wachstumsschübe können ebenfalls Ursachen dafür sein, dass Kinder mehr als sonst schreien. Plötzlich haben sie Fähigkeiten dazu gewonnen, nehmen die Umgebung differenzierter wahr und müssen das Erlebte erst einmal - vielleicht auch durch Schreien - verarbeiten. Instinktiv suchen die Babys dann Sicherheit bei ihrer vertrauten Bezugsperson, wachen möglicherweise nachts öfter auf, weinen viel und wollen mehr trinken.

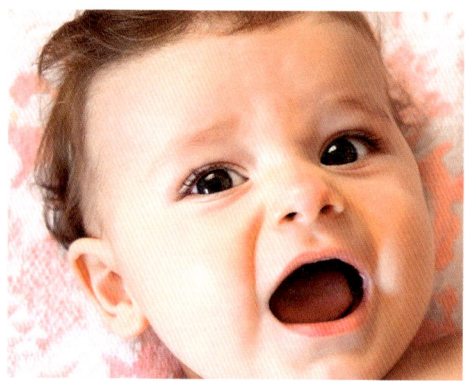

Wie beruhige ich mein schreiendes Baby?

Es gibt unterschiedliche Möglichkeiten, ein Baby zu beruhigen. Wenn Ihr Baby im Stubenwagen liegt und plötzlich weint, versuchen Sie, es zuerst zu beruhigen, indem Sie es anblicken und signalisieren: Alles ist gut, ich bin da! Reden Sie beruhigend mit Ihrem Kind.

Sollte das nicht ausreichen, können Sie den Kontakt immer weiter steigern, bis Sie das Kind zuletzt in den Arm nehmen, wiegen oder umhertragen. Dadurch, dass Sie Ihr Kind nicht gleich aus dem Bettchen nehmen, wenn es schreit, geben Sie ihm eine Chance, sich mit der geringstmöglichen Stimulation von außen selbst zu beruhigen.

Auf keinen Fall sollten Sie Ihr Kind jedoch lange schreien lassen. Gerade im ersten halben Jahr ist es für das Wohlbefinden des Babys immens wichtig, Geborgenheit zu erfahren und zu erleben. Seine Bedürfnisse müssen gehört und erfüllt werden. Selbst wenn Ihrer Meinung nach kein Grund zum Schreien besteht, weil das Kind satt und sauber ist, sollten Sie trotzdem dem Bedürfnis Ihres schreienden Kindes nach Kontakt nachkommen.

Studien haben im Übrigen ergeben, dass das schnelle Reagieren auf Schreien die Babys zufriedener macht und die Schreiphasen reduziert. Das Verabreichen von beruhigenden Medikamenten ist unbedingt zu vermeiden.

Herausforderung Schreibabys

Eine besondere Herausforderung sind Schreibabys, die mehrere Stunden am Tag anhaltend und ohne ersichtlichen Grund schreien. Sie lassen sich nur schwer beruhigen, fallen durch motorische Unruhe auf und wirken selten zufrieden. Sie lassen sich schwer „lesen" und werden als sehr fordernd beschrieben. Viele Eltern beobachten exzessives Schreien besonders nachmittags oder in den Abendstunden.

Oft werden Bauchkoliken als Erklärung herangezogen, da der Säugling sich beim Schreien häufig zusammenkrümmt und der Bauch gebläht ist. Ob es jedoch so etwas wie Drei-Monats-Koliken gibt, ist umstritten. Mittlerweile nehmen viele Mediziner jedoch an, dass die Blähungen und Koliken eher eine Folge des Schreiens sind, da das Kind dabei sehr viel Luft schluckt.

TIPP

Wie Sie Ihr Baby beruhigen

- ○ das Baby anblicken
- ○ beruhigend mit dem Baby sprechen
- ○ Körperkontakt herstellen (streicheln, den Bauch oder die Ärmchen des Kindes sanft halten)
- ○ dem Kind den Schnuller oder Finger zum Saugen geben
- ○ das Kind in den Arm nehmen und es sanft hin und her wiegen
- ○ das Kind umhertragen

Auch die Ernährung scheint nur einen geringen Einfluss auf das exzessive Schreien zu haben, da sowohl Still- als auch Flaschenkinder in der Gruppe der Schreikinder zu finden sind. Tatsache ist, dass nach drei Monaten das übermäßige Schreien der Babys oft schlagartig aufhört, ohne dass Ärzte oder Eltern bestimmte Gründe dafür nennen könnten.

Die Beruhigungsmethode nach Harvey Karp

Gute Erfolge erzielen viele Eltern mit der Beruhigungsmethode nach Harvey Karp. Bitte halten Sie sich genau an die im Folgenden beschriebene Reihenfolge und wenden Sie nur so viele Schritte an wie nötig, um das Baby zu beruhigen:

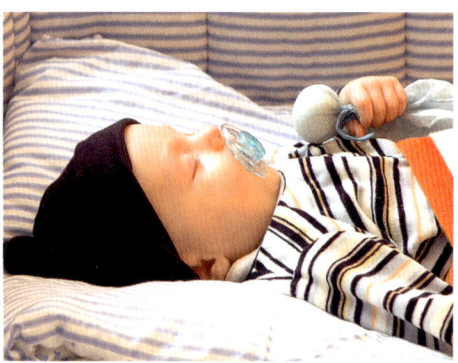

1. Wickeln Sie Ihr Baby in eine leichte Decke ein, sodass es Arme und Beine nur ein wenig bewegen kann.

Dies imitiert die Begrenzung der Gebärmutter und hilft somit, Reflexzuckungen von Armen und Beinen des Kindes zu unterbinden.

2. Legen Sie es in der Embryonalhaltung auf die Seite. Sichern Sie es unbedingt mit einer zusammengerollten Decke vorn und hinten gegen das Umfallen in die Bauchlage!

TIPP

Lassen Sie sich helfen

Ein Baby, das viel schreit, kann für beide Seiten sehr Kräfte zehrend und frustrierend sein. Holen Sie sich auf jeden Fall rechtzeitig Unterstützung und Rat bei Freunden, Kinderärzten, klassischen Homöopathen, Hebammen oder Selbsthilfegruppen und versuchen Sie, sich und Ihr Baby gut durch die anstrengende Phase zu bringen. Seien Sie für Ihr Kind in der schwierigen Zeit da. Meistens hört das Schreien des Babys nach drei Monaten ganz von selbst langsam wieder auf.

3. Äußern Sie „Sch"-Laute, die Sie an die Lautstärke des Schreiens anpassen. Die Geräusche klingen ähnlich wie die im Fruchtwasser.

Tauchen Sie selbst einmal in der Badewanne mit dem Kopf unter und bewegen Sie sich dabei – ganz schön laut, oder? Ähnliche Töne hat Ihr Kind neun Monate lang gehört. Einen vergleichbar beruhigenden Effekt auf Ihr Kind haben deshalb offensichtlich auch ein Föhn oder der Staubsauger.

4. Schaukeln Sie Ihr Baby sanft in einer Wiege, einer Hängematte, im Arm oder auf den Oberschenkeln. Je lauter Ihr Baby schreit, desto stärker sollten Sie schaukeln. Dabei sollten Sie Ihr Baby immer dicht an Ihrem eigenen Körper halten und auch sein Köpfchen stützen.
Unter gar keinen Umständen dürfen Sie Ihr Baby schütteln. Die abrupten Bewegungen sind für das Baby nicht kontrollierbar und können bei ihm im schlimmsten Fall zu lebensgefährlichen Hirnblutungen führen.

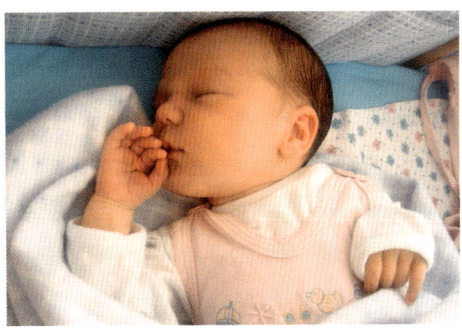

5. Als „Sahnehäubchen" lassen Sie Ihr Kind am Schnuller, dem sauberen Finger, der Brust oder der Flasche saugen. Warten Sie aber, bis es sich etwas beruhigt hat. Bieten Sie ihm ganz sachte einen Schnuller an und respektieren Sie die Signale Ihres Kindes. Es zeigt Ihnen, wann es sich beruhigt hat und was ihm dabei hilft.

Pucken, Tragetuch- und Bindetechniken

Ihr Baby ist neun Monate die Enge und Wärme des Mutterbauchs gewöhnt. Nach der Geburt ist plötzlich alles hell und weit; wo vorher die Wand des Uterus seinen Bewegungsraum begrenzt hat, ist nun nichts mehr. Das „Pucken" (enges Wickeln) stellt ein ähnliches Gefühl wie in der Gebärmutter her, und das Baby kann so seine Körpergrenzen besser wahrnehmen. Sie können einen Pucksack kaufen oder Ihr Baby einfach in ein Badetuch einwickeln.

Einen ähnlichen Effekt wie das Pucken hat das Tragen im Tragetuch. Dies simuliert die Enge des Uterus: Ihr Baby fühlt sich geborgen. Es bietet darüber hinaus aber noch weitere Vorteile.
❍ Ihr Baby hört Ihren Herzschlag und spürt Sie bei jeder Bewegung. Alle seine Sinne werden angeregt.

○ Die stark gespreizte Hockstellung der Beine schafft eine optimale Stellung des Oberschenkelkopfes zur Hüftgelenkspfanne und wirkt deshalb prophylaktisch recht gut gegen Hüftdysplasie. Falls Sie lieber einen Tragesack verwenden, achten Sie darauf, dass Ihr Baby mit weit gespreizten Beinen darin sitzt.

Das „Pucken"

Breiten Sie ein Badetuch oder eine Decke aus und knicken Sie den Rand, auf dem der Hals Ihres Babys zu liegen kommt, einmal um. Legen Sie Ihr Baby mittig auf das Tuch, sodass der umgeschlagene Rand den Hals unterstützt. Ziehen Sie die rechte Tuchhälfte straff und schlagen Sie diese über die rechte Schulter Ihres Kindes. Nehmen Sie nun die andere freie Tuchseite und ziehen Sie sie über die linke Schulter.

Die verbleibende Ecke schieben Sie unter den Rücken des Babys. Den unteren Teil des Tuches klappen Sie einfach nach oben und schieben die Enden links und rechts unter die Beine. Achten Sie darauf, dass Sie nicht zu fest „pucken". Ihr Kind soll sich schließlich geborgen fühlen, nicht eingezwängt.

Die Wiegebindetechnik für Neugeborene

Neugeborene tragen Sie am besten mithilfe der Wiegebindetechnik. Hierfür benötigen Sie ein Tuch mit einer Länge von knapp drei Metern. Legen Sie sich das Tuch über die rechte Schulter und binden Sie die beiden Enden mit einem Weberknoten (linkes Ende über das rechte Ende, dann rechtes Ende über das linke). Schieben Sie den Knoten nach hinten in Höhe Ihrer Schulterblätter, so wird er Sie nicht drücken.

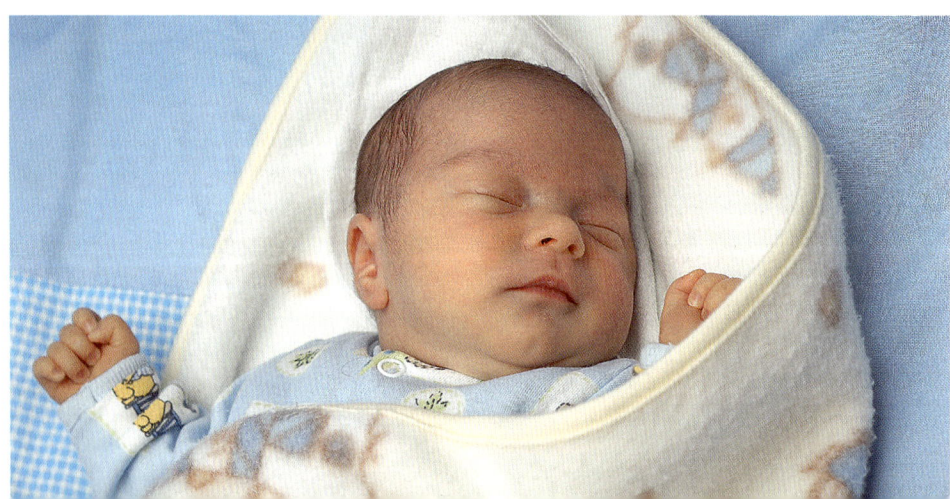

Legen Sie Ihr Baby in Rückenlage in das Tuch, sodass das Köpfchen in Richtung „Tuch-Schulter" liegt. Möglicherweise müssen Sie das Tuch auch noch etwas nachziehen. Am besten lassen Sie sich dabei helfen. Zum Schluss ziehen Sie noch eine oder zwei Tuchfalten über die Schulter herunter.

Doppelte Kreuzwickeltrage
Sobald Ihr Baby nicht mehr nur liegen möchte, oder wenn Sie sich mit dem aufrechten Tragen Ihres Kindes wohler fühlen, können Sie die doppelte Kreuzwickeltrage anwenden. Sie ist auch für besonders kleine Babys gut geeignet. Allerdings brauchen Sie ein Tuch von mindestens 4,60 Metern Länge.

Stellen Sie sich vor, Sie wollten sich eine breite, hoch sitzende Bauchbinde anlegen. Nehmen Sie das Tuch und halten Sie es sich vor den Bauch. Die obere Kante liegt unter den Achseln, die gleich langen Enden halten Sie in Ihrer linken und rechten Hand. Ab nun wird es etwas akrobatisch: Sie müssen die beiden Enden hinter dem Rücken überkreuzen und über die Schultern nach vorne führen. Vorne hängen die Enden dann einfach über den Schultern nach unten. Anschließend ziehen Sie so an den Falten und Enden, dass die untere Seite der

„Bauchbinde" möglichst fest und straff sitzt. Hier sollen der Po und die Kniekehlen Ihres Babys sicheren Halt finden. Das gleiche machen Sie für den oberen Rand der Bauchbinde, denn der muss die Schulterpartie stützen. Wenn Sie glauben, dass das Tuch nun so eng ist, dass gar kein Baby mehr dazwischen passt, ist es gerade richtig. Jetzt kommt die Akrobatik für Ihr Baby.

Legen Sie sich Ihr Baby über eine Schulter und lassen Sie es langsam von oben in die Bauchbinde hineinrutschen. Sorgen Sie gleich dafür, dass es seine Beinchen auseinanderspreizt. Sortieren Sie in aller Ruhe seine Füße und Beine – am besten, indem Sie von unten in das Tuch greifen. Wenn Sie die Bauchbinde vorher eng genug gezogen haben, kann das Baby jetzt schon fest in dem Tuch sitzen, auch wenn dieses noch gar nicht verknotet ist. Ihr Baby sitzt gut, wenn sein Po etwas tiefer als die Kniekehlen liegt und die Beine weit gespreizt sind.

Nun nehmen Sie das linke Tuchende und führen es über den Rücken Ihres Kindes unter seiner linken Kniekehle (an Ihrer rechten Hüfte) durch, ebenso verfahren Sie mit dem rechten Tuchende. Verknoten Sie die Enden dann noch hinter Ihrem Rücken.

Babys Schlafprobleme sanft beheben

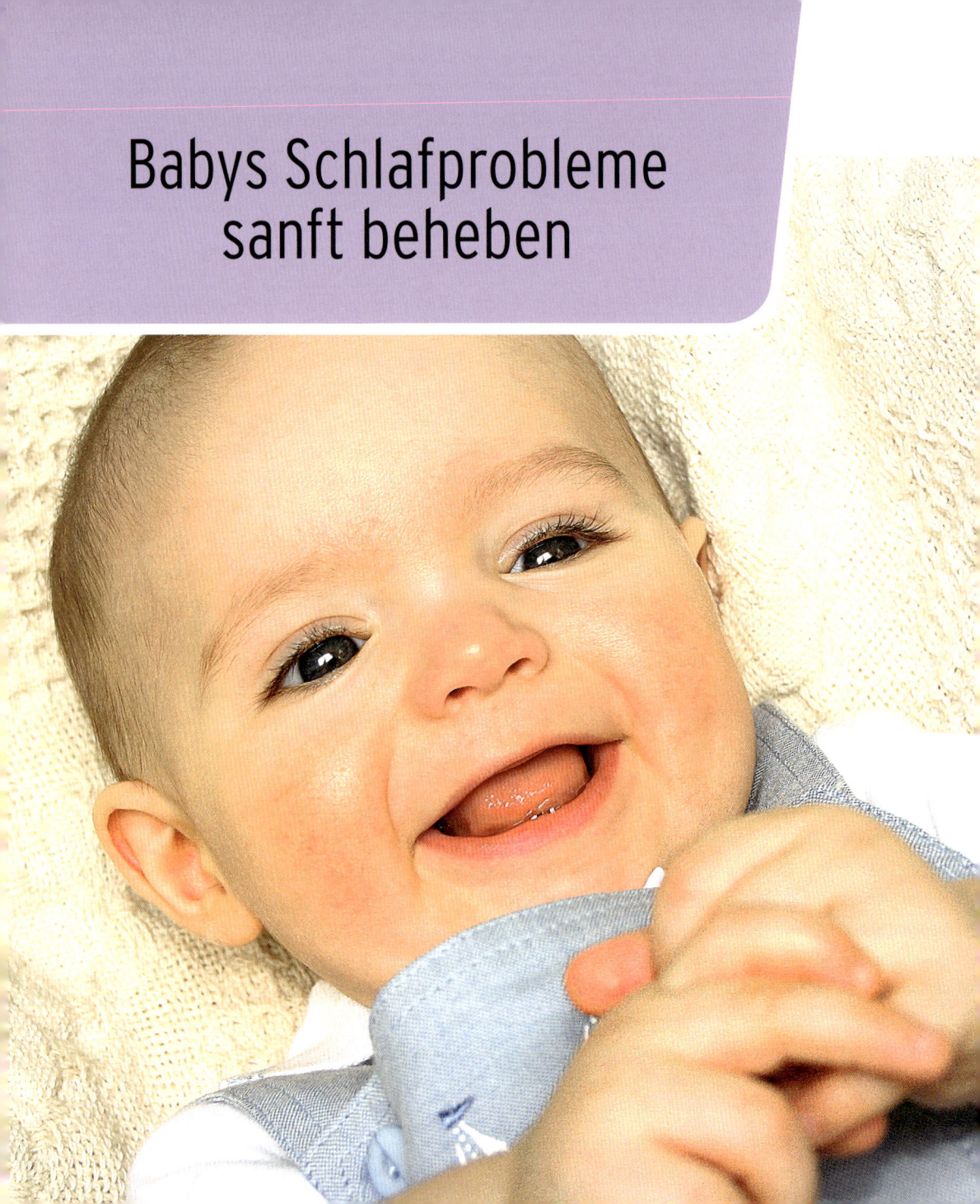

Rhythmus in den Tag bringen

Während sich Ihr Baby anfangs erst noch an einen Tag-Nacht-Rhythmus gewöhnen muss, kennt es mit sechs Monaten auf jeden Fall schon den Unterschied zwischen Tag und Nacht und kann sich auf bestimmte Ereignisse im Tagesgeschehen vorbereiten. Babys lieben eigentlich keine Überraschungen, sondern fühlen sich mit einem gleichförmigen Ablauf, der ihnen einen sicheren Rahmen bietet, am wohlsten.

TIPP

Nächtliche Urlaubsfahrten

Vielleicht haben Sie auch schon die Erfahrung gemacht, dass es sinnvoll sein kann, sich dem Rhythmus des Kindes anzupassen, indem Sie z. B. Autofahrten so planen, dass sie sich mit der Tagesschlafzeit Ihres Kindes decken. Für Ihr Kind ist es am erholsamsten, wenn Sie mehrstündige Urlaubsfahrten in die Nacht legen – auch wenn es Ihnen schwerfällt.

Beobachten Sie Ihr Kind: Bei einem Alter zwischen drei und fünf Monaten werden Sie vielleicht einen Rhythmus erkennen und Ihr Kind wird dann immer zur gleichen Zeit müde.

Versuchen Sie, sich vorerst auf diesen Rhythmus einzustellen. Oft verhindern äußere Zwänge einen geregelten Tagesablauf. Auch wenn es noch ältere Geschwisterkinder gibt, die bereits einen wesentlich flexibleren Rhythmus als das Baby haben, kann der Ihres Babys gestört werden. Babys sind aber sehr anpassungsfähig und nehmen sicherlich keinen Schaden, wenn nicht ein Tag wie der andere ist.

Allerdings macht ein unvorhersehbarer Tagesablauf es Ihrem Kind schwerer, sich an einen regelmäßigen Tag-Nacht-Rhythmus zu gewöhnen.

Signale bedeuten Sicherheit

Sie können Ihrem Baby das Einstellen auf zentrale Tageshandlungen wie Essen und Schlafengehen erleichtern, indem Sie mit Signalen arbeiten. Wichtig ist hierbei v. a. am Anfang, dass die Signale immer gleich bleiben und auch zuverlässig gesetzt werden.

Natürlich funktionieren diese Signale auch beim Schlafenlegen. Versuchen Sie, insbesondere die letzte halbe Stunde vor dem Zubettbringen immer ähnlich zu gestalten. Ein schönes Signal für den Beginn der Schlafenszeit ist beispielsweise ein Klang-Windspiel.

TIPP

Mögliche Erkennungssignale für die Essens- bzw. Stillzeit

- Binden Sie Ihrem Kind vor dem Füttern beispielsweise immer ein Lätzchen um.
- Setzen Sie sich zum Stillen immer auf den gleichen Stuhl.
- Stellen Sie eine Schüssel mit Brei auf den Tisch oder decken Sie den Tisch, während Ihr Kind Ihnen dabei zuschauen kann.
- Klappern Sie mit einem bekannten Gegenstand, z. B. mit einem Kochlöffel oder einer Schüssel.

Mit diesem kann Ihr Kind die Schlafenszeit selbst einläuten. Das klappt auch schon gut mit ganz kleinen Babys. Damit Ihr Baby dieses Läuten aber auch als Signal für den Schlusspunkt des Tages einordnen kann, sollte es ansonsten nicht genutzt werden.

Sorgen Sie für „Aha"-Effekte

Babys fühlen sich mit einem gleichförmigen Tagesablauf am wohlsten, denn dieser bietet Sicherheit. Die folgenden Tipps können Ihnen dabei helfen, die Unterscheidung von Tag und Nacht für Ihr Baby zu vereinfachen. Haben sich die Rituale erst einmal eingespielt, signalisiert all das Ihrem Kind, dass es sich nicht lohnt, nachts wach zu sein und dass es nichts verpasst, wenn es schläft. Außerdem helfen diese Regelmäßigkeiten dem Säugling, zu lernen, die einzelnen Phasen des Tages schneller voneinander zu unterscheiden.

„Aha – am Tag ist es hell!"

Lassen Sie Ihr Baby anfangs tagsüber immer im Hellen schlafen. So kann es sich schneller an den Tag-Nacht-Rhythmus gewöhnen. Wenn sich das Baby an den Wechsel zwischen Tag und Nacht angepasst hat, können Sie sein Zimmer auch etwas abdunkeln.

TIPP

Mögliche Erkennungssignale für die Schlafenszeit

- Schlagen Sie sanft einen Gong oder eine Klangschale.
- Schalten Sie eine Schlummerlichtlampe oder gedämpftes Licht ein.
- Spielen Sie ein ganz bestimmtes Finger- oder Krabbelspiel und sprechen Sie mit einer leiseren Stimme als tagsüber.
- Lesen Sie Geschichten vor oder machen Sie eine Fantasiereise.

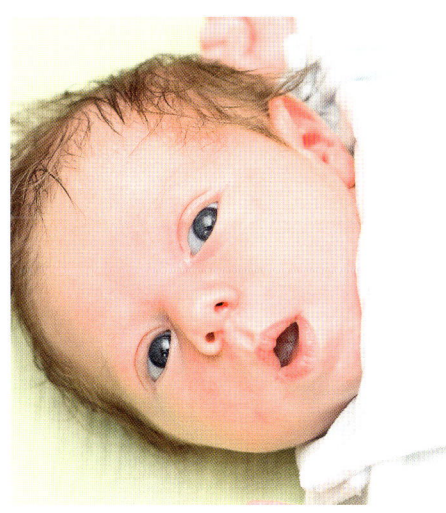

„Oh! Jeder Tag ist gleich!"

Signalisieren Sie Ihrem Kind einen deutlichen Wechsel zwischen der Spielzeit und dem Zubettgehen. Rituale eignen sich hierfür besonders gut. Das kann eine Gutenachtgeschichte sein oder beispielsweise eine CD mit ruhiger Musik. Erklären Sie Ihrem Baby, dass Sie jetzt die Rollos herunterlassen und dem Tag „Gute Nacht" sagen. Es versteht anfangs nicht den Sinn Ihrer Worte, wird aber mit dem Klang Ihrer Stimme das Zubettgehen verbinden. Egal, wie Sie den Wechsel zwischen Spiel- und Schlafenszeit gestalten, schon bald stellt sich Ihr Baby auf die Schlafenszeit ein, indem sein Organismus „herunterfährt" und sich auf den „Schlafmodus" vorbereitet.

„Vor dem Abendschlaf bin ich am längsten wach!"

Vor dem Nachtschlaf sollte Ihr Baby mindestens vier Stunden zuvor aus dem letzten Tagesschlaf erwacht sein. Schläft es länger, wecken Sie es sanft durch Ansprechen und Streicheln.

„Schade – nachts ist es langweilig!"

Sorgen Sie für eine ruhige, fast langweilige Atmosphäre in der Nacht. Mit der Zeit lernt das Kind, dass dieses besondere Verhalten der Eltern mit der nächtlichen Schlafzeit zusammenhängt. Die Eltern strahlen Ruhe aus und signalisieren damit, dass Schlafenszeit ist. In der Nacht sind Hektik, Lärm und grelles Licht dagegen fehl am Platz. Denn das sorgt dafür, dass der Organismus (auch Ihrer) wieder auf Touren kommt und den Körper zurück in den Wachmodus versetzt. In der Folge hätten Sie und Ihr Kind Schwierigkeiten, schnell wieder einzuschlafen.

Die Einschlafgewohnheiten ändern

Was gibt es Schöneres, als ein Baby im Arm zu halten, bis es einschläft? Keine Mutter will sich die innigen Momente nehmen lassen, wenn das Baby satt und zufrieden an der Brust einschläft.

Und ist es nicht auch schön, wenn ein Kind im Tragetuch langsam in den Traum geschaukelt wird? Uneingeschränkt: Ja! Es ist wundervoll und solange es auch für Sie schön ist, gibt es keinen Grund und absolut keinen Zeitdruck, irgend etwas zu ändern. Es ist auch nicht schlimm, wenn Ihr Kind tagsüber im Kinderwagen oder während der Autofahrt einschläft.

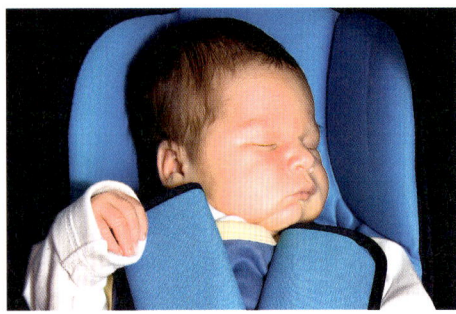

All das ist völlig normal und wird nicht zwangsläufig zu Ein- oder Durchschlafproblemen führen. Denn die sind bei Säuglingen sowieso häufig und liegen v. a. in ihrer noch nicht ausgebildeten Schlafarchitektur begründet. Bis zum ersten Lebensjahr ist das nächtliche Durchschlafen ohne aufzuwachen nicht zu erwarten.
Trotzdem legen Sie natürlich mit Ihrem Verhalten den Grundstein dafür, welche Handlungen Ihr Baby von Ihnen erwartet, um in den Schlaf zu finden.

Wenn Ihr Baby gewöhnt ist, wach in seinem Bett zu liegen und kurze Zeit darauf einzuschlafen – egal, ob tagsüber oder nachts – weiß es, dass es ohne fremde Hilfe einschlafen kann. Wenn es also in der Nacht aufwacht, was völlig normal ist, muss es nicht unbedingt nach Ihnen rufen, sondern schläft auch mit hoher Wahrscheinlichkeit von allein wieder ein.

Selbstständiges Einschlafen fördern

Wenn Sie Ihr Kind darin unterstützen möchten, dass es nachts nach dem Aufwachen ohne aufwendige Einschlafhilfe selbstständig wieder einschlafen kann, legen Sie es immer wieder wach in sein Bettchen. Lassen Sie das einfach irgendwann zur Gewohnheit werden. Beginnen Sie damit, wenn Ihr Baby sehr müde wirkt und wahrscheinlich schlafen möchte. Bald wird Ihr Kind in seinem eigenen Bett gut einschlafen können!

Ihr Baby muss sich an die Veränderungen jedoch erst gewöhnen. Bleiben Sie dabei geduldig und gehen Sie behutsam vor. Sie helfen Ihrem Baby, wenn Sie ab sofort immer so vorgehen. Sie werden sehen, dass es schon nach ein paar Tagen immer häufiger klappt und Ihr Baby schließlich ganz von selbst einschlafen kann.

TIPP

Ohne Druck

Setzen Sie sich aber nicht unter Druck! Niemand verlangt von Ihnen, Ihr Baby weinend in sein Bett zu legen! Im Gegenteil, trösten Sie es möglichst umgehend, damit es sich sicher und geborgen fühlen kann.

Einschlafen mit Schnuller

Säuglinge haben ein angeborenes Saugbedürfnis, das sie erst nach und nach verlieren. Alle Eltern sind froh, wenn ihr Kind bereitwillig einen Schnuller nimmt und sich damit in Extremsituationen leichter beruhigen lässt. Es gibt mittlerweile auch kieferfreundlich geformte Ausführungen von Schnullern. Diese

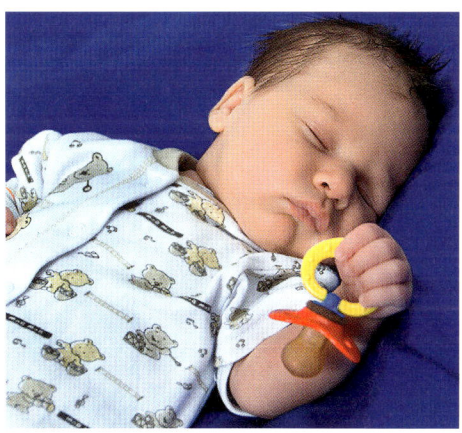

wirken sich nicht negativ auf die Kieferbildung und Zahnstellung aus – immer vorausgesetzt, dass das Kind nicht jahrelang „am Schnuller hängt".

Nachts verlieren Kinder den Schnuller immer wieder und wachen dann auf oder können ohne ihn nicht einschlafen. Meistens müssen Eltern dann aufstehen und dem Baby den Schnuller wieder in den Mund stecken.
Manche Eltern wollen ihrem Kind helfen ihn leichter zu finden, indem sie mehrere Schnuller in Reichweite deponieren. Das funktioniert etwa ab dem neunten Monat, wenn der Säugling schon zielgerichtet greifen kann. Manche Eltern verteilen fünf oder mehr Schnuller im Bett, damit das Kind auf jeden Fall irgendeinen Schnuller erwischt. Auf keinen Fall sollten Sie den Schnuller mit einer Schnur am Bettchen befestigen – Ihr Kind könnte sich im Schlaf strangulieren.

Sie können das Verlieren des Schnullers auch nutzen, ihn Ihrem Kind ganz abzugewöhnen. Es wird natürlich öfter weinen. Gehen Sie sofort zu ihm und trösten Sie es. Nach zwei bis drei Tagen braucht das Kind den Schnuller normalerweise nicht mehr. Allerdings ist es extrem wichtig, dass Sie während dieser

Zeit nicht „einknicken" und Ihrem Kind doch einen Schnuller geben (zur Schnullerentwöhnung s. S. 48 ff.).

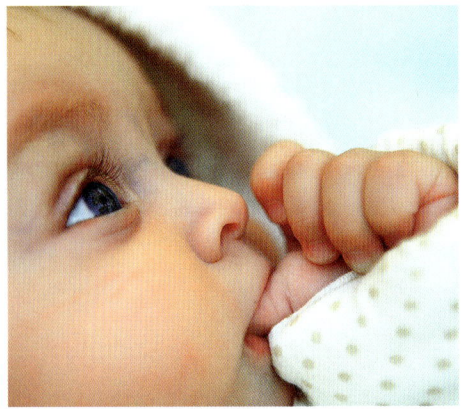

Schnuller oder Daumen?

Ob ein Schnuller nun schädlich ist oder nicht – daran scheiden sich die Geister. Da er besser nachgibt als der Daumen, ist das Risiko von Kieferdeformationen beim Schnullern eher gering. Andererseits gibt es Anhaltspunkte dafür, dass Schnullerkinder öfter an Mittelohrentzündung leiden und schneller abgestillt werden. Vorteile sehen Wissenschaftler in der Prävention von plötzlichem Kindstod und in dem Schutz vor Karies. Letzteres gilt aber nur, wenn die Eltern den Nuckel nicht ablecken, um ihn zu „säubern". Denn dabei können Kariesbakterien übertragen werden.

Daumenlutschen hat den Vorteil, dass auch ganz junge Säuglinge den Daumen von allein finden und sich so beruhigen. Manche Babys saugen schon im Mutterleib am Daumen. Der Nachteil ist, dass der Daumen eben immer verfügbar und entsprechend schwieriger abzugewöhnen ist und den Kiefer stärker verformen kann als ein kiefergerechter Schnuller. Trotzdem gilt das Gleiche wie beim Schnuller: Die Zeit, in der Kinder bereit sind, auf Hilfsmittel wie Schnuller oder Daumen zu verzichten, wird von allein kommen.

Nächtliche Mahlzeiten abgewöhnen

Stillen auf Verlangen ist sicherlich die natürlichste und die für Mutter und Kind angenehmste Form der Ernährung. Allerdings erwartet das Baby dann zumeist, dass die Nahrungsquelle auch nachts zur Verfügung steht.
Für die meisten stillenden Mütter ist das kein Problem, weil sie und die Kinder normalerweise gleich wieder einschlafen. Aus diesem Grund überlegen sie dann auch nicht lange, ob die Ursache für das Aufwachen des Säuglings jetzt tatsächlich Hunger ist oder nicht und stillen ihr Kind in einer Art „vorauseilendem Gehorsam" sofort.

Finn wurde in den ersten sechs Monaten nach Bedarf gestillt. Die Flasche verweigerte er. In den ersten drei Monaten schrie er nachts zwei- bis dreimal, später pendelte es sich bei drei- bis viermal pro Nacht ein. Mit zehn Monaten war er tagsüber abgestillt und nicht mehr auf die Brust angewiesen. Abends aß er eine Schüssel Milchbrei, etwas Brot und wurde direkt vor dem Schlafen nochmals gestillt. Trotzdem verlangte er vor Mitternacht noch einmal und ab dann alle zwei Stunden nach der Brust.

Wie Finn nehmen viele Stillkinder die Brust einerseits als Einschlafhilfe wahr, andererseits gewöhnen sie sich auch an die Kalorienzufuhr in der Nacht. Wenn Sie an dem nächtlichen Trinkverhalten etwas ändern wollen, können Sie Ihrem Kind die Brust schlecht einfach verweigern. Die Flasche akzeptieren Kinder nur selten als Ersatz, weil es ja nicht nur um eine Kalorienzufuhr sondern auch, und wohl speziell bei älteren Säuglingen, um die Nähe und Geborgenheit bei der Mama geht.

Solange Sie sich mit dem nächtlichen Stillen wohlfühlen, besteht kein Handlungsbedarf. Erst wenn Sie glauben, dass es Zeit wird, etwas zu ändern, sollten Sie handeln und Ihrem Kind die nächtlichen Mahlzeiten abgewöhnen.

TIPP

So wird Ihr Baby leichter mit dem Brustentzug fertig

○ Sorgen Sie immer dafür, dass Ihr Kind eine ausreichend sättigende Abendmahlzeit z. B. Milchbrei und/oder Brot erhält.

○ Bieten Sie einen wirkungsvollen Trostersatz, wenn Ihr Kind nachts aufwacht. Hierzu eignen sich ein Schnuller, ein Kuscheltier, der Arm der Bezugsperson oder auch ein Kuscheltuch, das nach der Mutter riecht. Trösten Sie geduldig und intensiv. Sie dürfen alles tun, was Ihr Kind beruhigt. Nur eben nicht mehr stillen. Auch Tee oder Wasser dürfen Sie vorübergehend anbieten. Nach etwa zwei bis drei Nächten hat sich der Stoffwechsel dann umgestellt.

○ Lassen Sie Ihr Kind auf keinen Fall schreien. Es versteht die Welt in diesem Moment ohnehin nicht mehr, weil es plötzlich nicht mehr an die geliebte Brust darf.

○ Verzichten Sie auch darauf, Ihr Kind abzustillen und es gleichzeitig in ein eigenes Zimmer umzuquartieren. Eine Veränderung reicht für den Anfang vollkommen aus.

Sie sollten sich aber auf jeden Fall sicher sein. Abstillen bedeutet auch Loslassen, und nur wenn Sie dazu bereit sind, wird es funktionieren. Denn ohne Protest wird Ihr Baby nicht auf die gewohnte nächtliche Mahlzeit verzichten. Sie müssen unter Umständen auch einen langen Atem beweisen und sollten nicht „rückfällig" werden und Ausnahmen machen, nach dem Motto: Na gut, dann stille ich eben doch noch ein Mal!

Mahlzeiten ausschleichen

Es gibt einen sanften Weg: Schleichen Sie sich aus den nächtlichen Mahlzeiten heraus! Stellen Sie fest, wann Ihr Kind tatsächlich etwas trinkt und wann es nur nuckelt. Diese Zeiten können Sie sich für einen besseren Überblick notieren. Verkürzen Sie langsam die Mahlzeiten, von denen Sie glauben, dass sie am wenigsten nötig sind oder die Sie am meisten in Ihrem Schlaf stören. Sie können beispielsweise Schlucke zählen und jede Nacht zehn Schlucke kürzer stillen. Wenn Sie die Flasche geben, reduzieren Sie die Trinkmenge pro Nacht um 15 Milliliter. Irgendwann lassen Sie die Mahlzeit ganz weg. Wenn Sie Glück haben, verschläft Ihr Kind die Mahlzeit. Wenn nicht, reicht ein kurzes Beruhigen vielleicht schon aus, damit es wieder einschläft. Gewöhnen Sie Ihrem Kind die Nuckel-Mahlzeiten ab, die es nur als Einschlafhilfe braucht.

Bleiben Sie standhaft! Letztlich ist das Abgewöhnen von Mahlzeiten – egal, wie sanft Sie es auch anstellen – ein erzieherischer Schritt, mit dem Ihr Kind erst einmal nicht einverstanden sein wird. Schließlich nehmen Sie ihm eine lieb gewonnene Gewohnheit weg. Wenn Sie sich also zu dem Schritt entschieden haben, müssen Sie auch konsequent bleiben. Ihr Kind nimmt Sie nur so als verlässlich wahr, was ihm wiederum Sicherheit gibt. Natürlich wäre es ihm lieber, Sie würden sich mittendrin anders entscheiden. Aber dann hätte es lediglich gelernt, dass es nur lange und laut genug schreien muss, damit es etwas erreicht, um in der nächsten Nacht mehr Ausdauer an den Tag zu legen.

TIPP

Hören Sie auf Ihren Bauch

Vertrauen Sie Ihrem Instinkt und hören Sie auf Ihren Bauch. Egal welche Methode Sie benutzen, um Ihrem Kind überflüssige nächtliche Mahlzeiten abzugewöhnen – bleiben Sie möglichst bei einem „Vorgehen", damit sich Ihr Kind darauf einstellen kann.

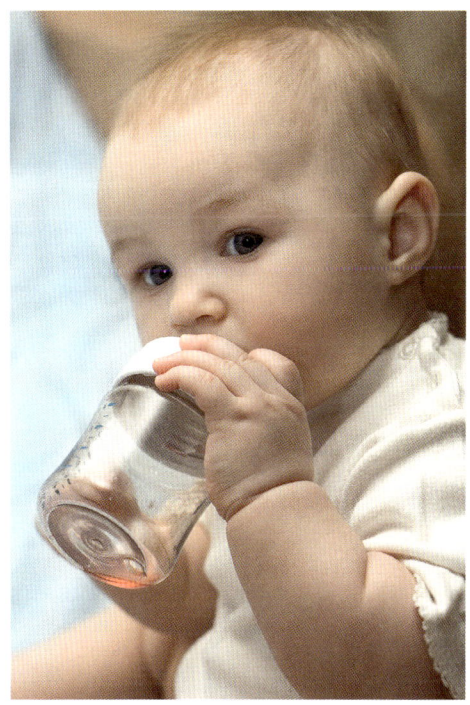

auch leichter vom Vater wieder beruhigen. Schließlich muss das Kind erst einmal verstehen, dass Mama oder Papa es jetzt im Arm hält und tröstet, aber die Brust nicht mehr zur Verfügung steht.

Brustentwöhnung in der Nacht – nach dem ersten Lebensjahr oder erst später?

Nach dem ersten Lebensjahr ist ein Stillen in der Nacht physiologisch gesehen nicht mehr nötig. Natürlich dürfen Sie Ihr Kind auch gern weiterstillen, wenn Sie das möchten.

TIPP

Ausnahmen beim Abstillen

Wenn Ihr Kind während der Zeit, in der Sie ihm eine Mahlzeit abgewöhnen wollen, plötzlich krank wird, sollten Sie sehr genau beobachten, was es nun braucht. Sie können mit dem Entwöhnungsprogramm aussetzen, ohne Angst zu haben, Ihr Kind zu verwöhnen. Bei Fieber hat es einen erhöhten Flüssigkeitsbedarf und muss trinken. Wenn es also nur an der Brust trinken will, lassen Sie es zu! Die Gesundheit Ihres Kindes ist jetzt auf jeden Fall wichtiger. Es braucht Sie in dieser Situation besonders.

Ob Sie Ihrem Kind etwas Wasser zu trinken anbieten oder nicht, ist davon abhängig, wie oft es wach wird und wie lange es schreiend wach bleibt. Wenn Babys lange weinen, bekommen Sie automatisch einen trockenen Mund und haben dann Durst. Warten Sie aber in jedem Fall erst einmal kurz ab, ob sich das Kind auch so beruhigen lässt, sonst ersetzen Sie die Brust nur mit der Nuckelflasche. Und das wollen Sie ja sicher nicht. Manchmal lassen sich Säuglinge

Allerdings sollten Sie bedenken, dass Sie Ihr Kind dadurch weiterhin an sich binden. Erstens gewöhnt es sich an die nächtliche Kalorienzufuhr und hat tatsächlich alle drei bis vier Stunden Hunger; zweitens verzögert sich dadurch der natürliche Ablösungsprozess von der Mutter als ausschließliche Bezugsperson zuungunsten des Vaters. Jedes Kind reagiert jedoch auf Ihr Verhalten unterschiedlich. Manche wollen trotzdem mit Mama kuscheln, während die anderen die Welt nicht mehr verstehen und der Mutter einiges an Durchhaltevermögen abverlangen.

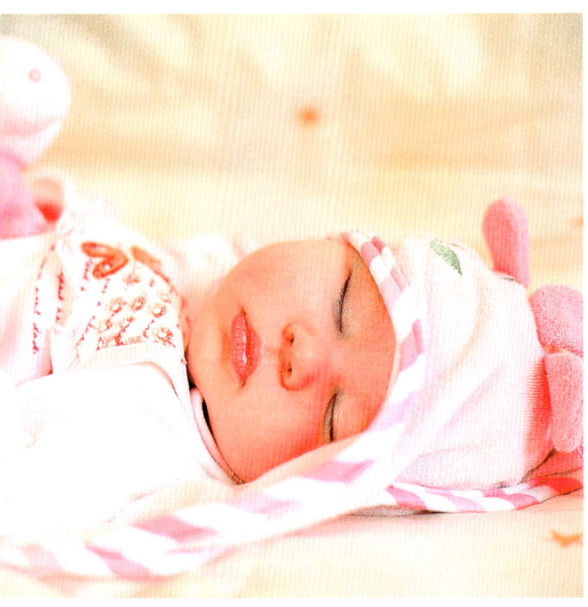

Schlafenszeiten anpassen

Möglicherweise fragen Sie sich, weshalb Sie überhaupt an den Schlafenszeiten Ihres Babys „herummanipulieren" sollen, schließlich gibt es auch bei Erwachsenen Langschläfer und Frühaufsteher. Der Einwand ist völlig berechtigt. Solange Ihr Baby sich noch an den Tag-Nacht-Rhythmus gewöhnen muss, brauchen Sie gar nichts zu machen – Sie sollten es sogar unterlassen. Es reicht, wenn Sie die Tipps am Anfang dieses Kapitels beherzigen. Es kann aber sein, dass es der Tagesablauf in Ihrer Familie erforderlich macht, die Schlafzeiten Ihres Kindes anzupassen – z. B., wenn ein Geschwisterkind zum Kindergarten oder in die Schule gebracht werden muss und Sie das Jüngste nicht allein zu Hause lassen können. Es tut weh, ein Kind aus dem Schlaf zu reißen. Deshalb sollten Sie für den Fall, dass die Aufwachzeiten dauerhaft geändert werden müssen, das Kind langsam umstellen.

Tom (13 Monate alt) war eine Nachteule. Er schlief morgens bis etwa neun Uhr und lief abends zu Höchstformen auf. Er schlief erst zwischen 21.00 und 21.30 Uhr ein. Für seine Eltern war das lange praktisch, da Toms Vater erst spät nach Hause kam.

So konnte er noch etwas mit seinem Sohn spielen. Allerdings begann Toms Mutter wieder zu arbeiten. Tom musste daher bis acht Uhr in der Krabbelstube sein. Damit das stressfrei funktionierte, musste er bereits um sieben Uhr aufstehen – zwei Stunden früher als zuvor.

Natürlich ist es nicht möglich, Schlafgewohnheiten sofort zu verändern oder gar aus einer Nachteule einen Frühaufsteher zu machen. Aber durch das sukzessive Verschieben der Einschlafzeit nach vorn kann die Mutter erreichen, dass das Baby zumindest die nötige Menge Schlaf bekommt.

Die innere Uhr umstellen

Wenn Ihr Kind abends spät müde wird und dafür morgens länger schläft, können Sie es im Schlafverhalten recht einfach „vorstellen": Wecken Sie Ihr Kind morgens konsequent früher als sonst und legen Sie es jeden zweiten Tag etwa 15 Minuten früher ins Bett. Schon nach etwa einer Woche ist die innere Uhr umgestellt. Muss der Schlaf Ihres Kindes allerdings mehr als eineinhalb Stunden umgestellt werden, sollten Sie 14 Tage – am besten vor Beginn der neuen Situation – einplanen, um seine Aufwachzeit anzupassen. Falls Ihr Kind noch ein oder mehr Tagesschläfchen macht, werden

sich diese natürlich auch etwas verschieben. Das ist völlig in Ordnung. Achten Sie nur darauf, dass der letzte Tagesschlaf mindestens vier Stunden vor der geplanten Schlafenszeit beendet ist. Wecken Sie Ihr Kind jeden zweiten Tag eine halbe Stunde früher als sonst und legen Sie es jeden dritten Abend eine halbe Stunde früher ins Bett. Natürlich lässt sich die Zubettgehzeit nicht ganz genau bestimmen. Aber Sie werden bemerken, dass Ihr Kind den morgens „gekappten" Schlaf abends nachholen möchte und deshalb früher schlafen gelegt werden kann. Bewahren Sie Ruhe, wenn Ihr Kind quengeliger ist als sonst. Sie sind ja auch nicht gut aufgelegt, wenn Ihnen Schlaf fehlt. Natürlich können Sie die Zeitabstände flexibel auf Ihre besondere Familiensituation abstimmen.

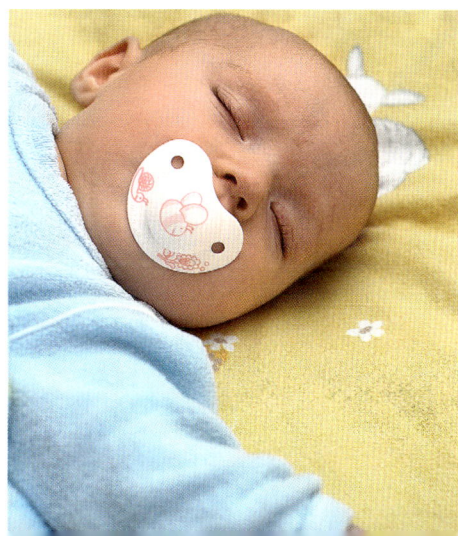

TIPP

	Aufweck-zeit	Schlafenszeit
Bisher	9:00 Uhr	21:30 Uhr
Tag 1	8:30 Uhr	21:00/21:30 Uhr
Tag 2	8:30 Uhr	21:00/21:30 Uhr
Tag 3	8:30 Uhr	21:00/21:30 Uhr
Tag 4	8:00 Uhr	20:30/21:00 Uhr
Tag 5	8:00 Uhr	20:30/21:00 Uhr
Tag 6	8:00 Uhr	20:30/21:00 Uhr
...	...	...
Tag 12	7:00 Uhr	geschafft!

Sommerzeit und Winterzeit

Den Kindern, die aufgrund eines geregelten Tagesablaufs (Besuch von Kinderkrippe, Kindergarten, Schule) feste Schlaf- und Aufwachzeiten haben, macht die Umstellung von Winterzeit auf Sommerzeit (die Nacht ist dann eine Stunde kürzer) und umgekehrt (die Nacht ist nun eine Stunde länger) besonders zu schaffen, da ihnen ja entweder eine Stunde fehlt oder sie aber eine Stunde „geschenkt" bekommen. Beides bedeutet eine Änderung der gewohnten Schlafenszeiten und führt erst einmal zu frühem Aufwachen oder spätem Einschlafen, häufig aber auch zu stärkerer Tagesmüdigkeit. Stellen Sie nach dem beschriebenen Schema (s. Beispiel im Tippkasten) die Schlafzeiten Ihres Kindes über die Dauer mindestens einer Woche, besser aber 14 Tage vor der Zeitumstellung, konsequent vor oder zurück. Planen Sie evtl. Urlaub hierfür ein.

TIPP

Umstellung von der Winter- zur Sommerzeit
Wecken Sie Ihr Kind jeden oder jeden zweiten Tag zehn Minuten früher als normalerweise und bringen Sie es am Abend zehn Minuten früher ins Bett.

Umstellung von der Sommer- zur Winterzeit
Bringen Sie Ihr Kind jeden oder jeden zweiten Tag zehn Minuten später als normalerweise ins Bett. Das Aufwachen regelt sich dann von selbst.

Sanfte Einschlafhilfe: Babymassage

Nutzen Sie eine liebevolle Massage dazu, Ihr Kind auf die nun folgende Schlafenszeit einzustimmen. Das Kind liebt es, in den Arm genommen zu werden und genießt Ihre Nähe.

Entspannende Massagen helfen Ihrem Baby, zur Ruhe zu kommen. Der Raum, in dem Sie es massieren, sollte stets gut geheizt sein, damit es sich nackt wohlfühlen kann. Sehr gut geeignet ist auch eine Wärmelampe über der Wickelauflage.

Ritual am Anfang

Beginnen Sie jede Massage mit dem gleichen Ritual. So kann sich Ihr Baby darauf einstellen und auch signalisieren, wenn es nicht massiert werden möchte. Fragen Sie Ihr Baby vor jeder Massage: „Möchtest du massiert werden?" Es kann die Frage zwar nicht beantworten, Ihnen macht die Frage aber nochmals bewusst, dass Sie die Massage nur an-

bieten und das Baby entscheidet, ob es berührt werden möchte. Achten und respektieren Sie non-verbale Signale des Babys, beispielsweise wenn es den Kopf wegdreht.

Massage von Armen und Beinen

Legen Sie Ihr Baby vor sich auf den Rücken. Geben Sie Öl auf Ihre Hände und reiben Sie sie aneinander, bis sie warm werden. Beginnen Sie die Massage, indem Sie mehrmals mit mittlerem Druck großflächig diagonal über den Oberkörper des Babys streichen. Umfassen Sie seinen Oberarm mit einer Hand und streichen Sie mit deutlichem, aber sanftem, Druck bis zu den Handgelenken nach unten.

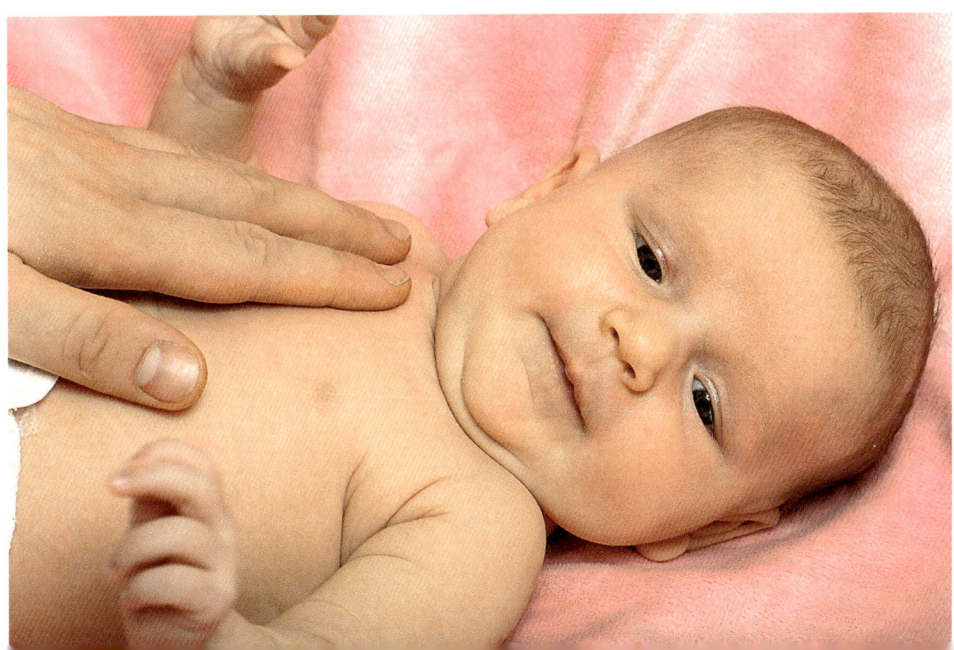

Oft streicheln Eltern ihr Baby mehr, als dass sie es massieren, aus Angst, dass die Massage ihrem Baby unangenehm sein könnte. Seien Sie unbesorgt – Ihr Baby würde sich sofort lautstark beschweren, wenn ihm Ihre Berührung unangenehm sein sollte.

TIPP

Massageöle

Sie können entweder ein Babymassageöl oder Bio-Olivenöl verwenden. Wählen Sie ein naturbelassenes Öl mit wenig Zusatzstoffen und Konservierungsmitteln. Wenn Sie möchten, können Sie einen Tropfen Lavendelöl zugeben, das eine beruhigende Wirkung hat. Zitronenduft wirkt dagegen anregend und ist für die Massage am Abend eher ungeeignet.

Gerade an den Armen und Beinen können Sie nichts verkehrt machen. Testen Sie doch einfach an sich selbst, wie fest für Sie ein angenehmer Druck bei der Massage ist. Dann können Sie darauf vertrauen, dass Sie Ihr Kind auch mit dem richtigen Druck berühren. Massieren Sie mit beiden Händen gleichzeitig an einem Arm. Machen Sie das Gleiche am anderen Arm sowie an beiden Bei-

nen. Zuletzt kneten Sie beide Füßchen Ihres Babys und streichen jede einzelne Zehe sanft aus. Massieren Sie bei einer Entspannungsmassage immer von oben nach unten.

Erzählmassagen

Sie können Ihre Massage auch mit einer kleinen Geschichte begleiten; das genießen insbesondere ältere Kinder. Erzählen Sie beispielsweise von einem Kuchen, den Sie backen; massieren Sie den Rücken, während Sie die Zutaten verkneten oder verquirlen, bestäuben Sie den Kuchen mit Puderzucker, begießen Sie ihn mit warmer Schokolade usw.

TIPP

Weitere Ideen für eine fantasievolle „Erzählmassage":

○ Ein Bauer bestellt sein Feld (pflügen, gießen, ansäen, ernten).
○ Sie backen Pizza (kneten, belegen, schneiden).
○ Sie sagen die Wettervorhersage an (Regen, Hagel, Wind, Sonne).
○ Das Leben der Tiere wird erzählt (krabbeln, schlängeln, trampeln).
○ Sie ernten Salat und anderes Gemüse im Garten (Salat ziehen, Blätter zupfen etc.).

Eine Massagegeschichte

Ein ganz besonderes Erlebnis für kleine und auch etwas größere Kinder sind Massagen, die mit kleinen Geschichten wie dieser verbunden werden.

„Die wunderbare Sonne"

An einem wunderbaren Tag scheint die Sonne hell und warm. (Hände kreisen auf dem Rücken des Kindes.) *Alle Tiere wollen den wundervollen Tag genießen: Eine kleine Ameise kommt vorbei: tipp-tipp-tipp.* (Sanft mit zwei Fingern tippen.) *Sie schaut in den Himmel und freut sich, wie schön doch die Sonne scheint.* (Hände kreisen wieder.) *Da kommt ein kleiner Buntspecht herbeigeflogen und pickt mit seinem Schnabel an einem Baum.* (Vorsichtig zwicken.) *Er denkt bei sich: „Wie wunderbar schön die Sonne doch heute scheint!"* (Die Hände kreisen wieder.)

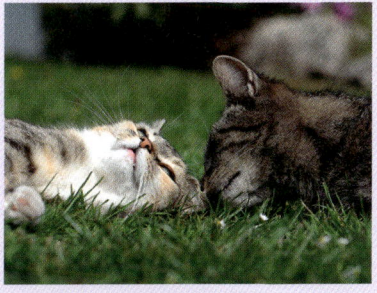

Auch zwei kleine Katzen vom Nachbarn tollen am Waldrand entlang. (Mit je zwei Fingern an den Seiten des Rückens kreisend kleine Tapsen nachvollziehen.) *Selbst der kleine Elefant kommt aus seinem Elefantenhaus heraus* (mit Fäusten drücken) *und trötet fröhlich, dass es durch den ganzen Wald schallt: „Töröö!"* (Sanft Luft in den Nacken blasen.) *So genießen alle die wunderbare Sonne,* (alle Tiere noch einmal nacheinander mit den Händen imitieren) *bis sich der Tag zu Ende neigt. Es ist nun schon spät und die Sonne geht langsam unter.* (Hände nach unten ziehen.) *Alle Tiere gehen zurück nach Hause: Die Ameise krabbelt zurück in die Erde.* (Wieder mit den Fingern tippen.) *Der Buntspecht pickt ein letztes Mal am Baum.* (Leicht zwicken.) *Die Schlange kriecht zurück in ihr Nest.* (Wieder Finger schlängeln lassen.) *Die Kätzchen tapsen zurück auf ihr Sofa.* (Leicht mit den Fingern tapsen.) *Und auch der kleine Elefant stapft heim.* (Hier wieder mit den Fäusten drücken.)
Gute Nacht, Ihr Lieben, bis zum nächsten wunderbar sonnigen Tag!

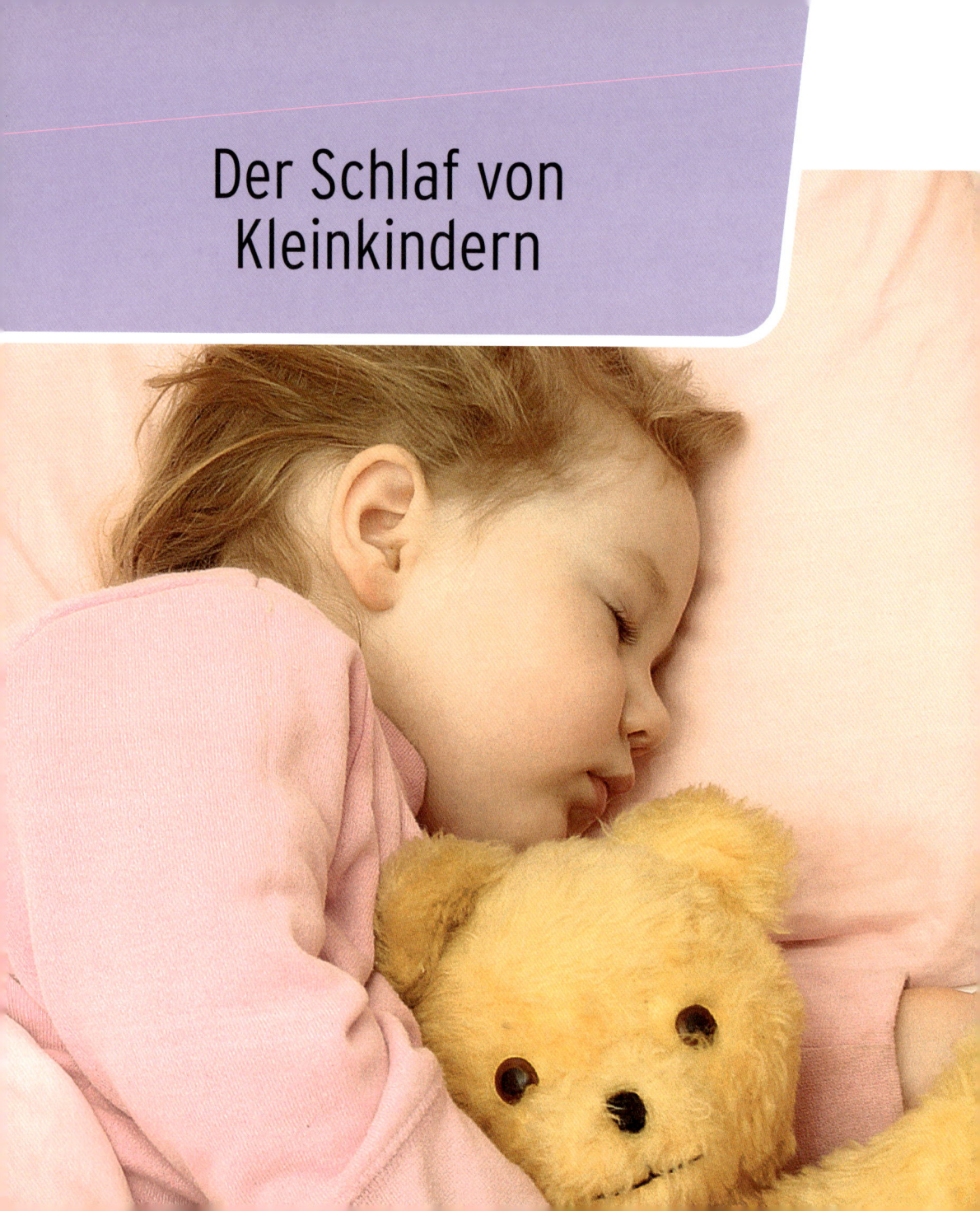

Der Schlaf von Kleinkindern

Wie viel Schlaf braucht ein Kleinkind?

Etwa ab dem zweiten Lebensjahr bildet sich ein Schlafrhythmus mit einem langen Nachtschlaf und einem kurzen Tagesschlaf heraus. Denn die meisten Kinder verzichten zwischen dem neunten und fünfzehnten Lebensmonat zugunsten eines Mittagsschlafs auf ihre beiden Tagesschläfchen. Zwischen zwölf und vierzehn Stunden Schlaf pro Tag sind trotzdem noch die Regel, wovon bei den meisten Kindern eine halbe bis eineinhalb Stunden auf den Mittag bzw. Nachmittag fallen.

INFO

Schlafmangel

Viele Kinder schlafen zu wenig. Ausreichender und erholsamer Schlaf ist aber für sie enorm wichtig, um die Eindrücke des Tages zu verarbeiten. Forscher haben außerdem herausgefunden, dass Schlafmangel zu Konzentrationsschwächen, Hyperaktivität und Impulsivität führen kann.

Ab dem dritten Lebensjahr verringert sich der Bedarf nach einem Tagesschlaf. Er verschwindet im vierten Lebensjahr ganz, auch wenn manche Kinder bis weit ins Kindergartenalter hinein einen Mittagsschlaf machen. Sie sehen also, die Schlafspanne ist sehr groß und in einem hohen Maße individuell.

Wie schon erwähnt (s. S. 6), durchlaufen Kinder im Schlaf verschiedene Phasen. Im Tiefschlaf erholt sich der menschliche Körper, das ist bei Kindern und Erwachsenen gleich. Die Hirnanhangdrüse schüttet vermehrt Wachstumshormone aus, die beschädigte Zellen reparieren und neue entstehen lassen. So wachsen Kinder im Schlaf. Auch deshalb ist ein ausreichender Schlaf für Kinder sehr wichtig. Beim Übergang von tiefen zu weniger tiefen Schlafphasen wachen Kleinkinder auf. Das kann nachts bis zu fünf Mal der Fall sein. Während dieser kurzen Wachphasen murmeln sie vielleicht etwas, drehen sich um oder setzen sich kurz auf.

Wenn Ihr Kind vertraute Gegenstände um sich herum entdeckt oder Ihre beruhigende Stimme hört, schläft es im Normalfall zufrieden wieder ein.

Kleine Kinder werden zumeist auch wesentlich früher wach als Sie, da sie ja auch wesentlich früher einschlafen. Mit folgendem Trick hat Fionas Vater seine Tochter an ein etwas späteres Aufstehen gewöhnt:

Fiona (zwei Jahre alt) wachte regelmäßig um sechs Uhr morgens auf. Besonders am Wochenende war das sehr unangenehm für die Eltern. Als Fiona wieder einmal am Samstag früh um sechs Uhr wach war, ging ihr Papa leise in ihr Zimmer und sagte: „Pssst - es ist noch nicht Morgen. Du kannst weiterschlafen." Er ging aus dem Zimmer, machte den Radiowecker an und stürmte gleich darauf mit einem fröhlichen „Jetzt ist Morgen! Du kannst aufstehen!" in ihr Zimmer. Danach machte er sie auf die Musik aufmerksam.

Am nächsten Tag wartete er einige Minuten, bevor er wieder in Fionas Zimmer ging, am übernächsten Tag dann noch ein wenig länger. Und das mit Erfolg! Fiona wurde zwar wach, schlief aber schnell wieder ein.

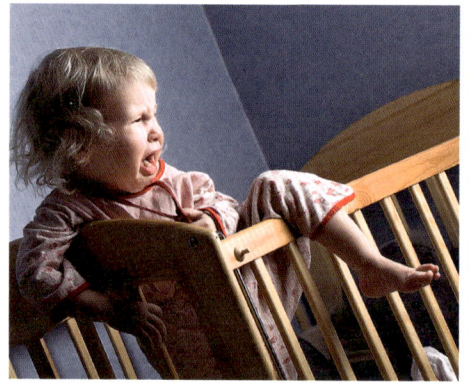

Typische Ein- und Durchschlafprobleme

Die emotionale Entwicklung im zweiten und dritten Lebensjahr ist enorm. Ab dem zweiten Lebensjahr beginnt Ihr Kind, sich als eigenständige Person wahrzunehmen und erkennt dadurch, dass es auch verlassen werden kann. Es können plötzlich Ängste entstehen, die durch familiäre Ereignisse wie die Geburt eines Geschwisterkindes verstärkt werden können. Ab dem dritten Lebensjahr treten häufig Angstträume auf, die den Eltern unruhige Nächte bescheren.

Folglich suchen Kinder auch nachts die Geborgenheit der Eltern und wollen mit im Bett schlafen. Wenn Sie in diesem Fall Ihrem Kind tagsüber viel Zuwendung und Geborgenheit geben, kann sich die Situation recht schnell wieder entspannen. Trotzdem gibt es einige Kinder, die nur im Beisein anderer Personen wie Eltern oder Geschwister entspannt schlafen können.

Bei allem Verständnis für die Einschlafprobleme Ihres Kindes sollten Sie aber auch konsequent bleiben, wenn es versucht, Sie zu erpressen. Lassen Sie sich nicht auf Machtspielchen ein. Erklären Sie ruhig, aber nachdrücklich, dass Sie wünschen, dass Ihr Kind nun ins Bett geht und dort versucht, einzuschlafen. Legen Sie am besten eine genaue Uhrzeit fest, dann sparen Sie sich langwierige Diskussionen. Ab und zu darf es dann auch eine Ausnahme geben.

Darf ich zu euch? Nächtlichen Wanderungen mit Co-Sleeping begegnen

Viele Kinder wachen phasenweise nachts auf und wollen dann gerne zu ihren Eltern ins Bett. Co-Sleeping ist wahrscheinlich die natürlichste Art, als Familie die Nacht zu verbringen, wobei es zahlreiche Varianten gibt: vom Schlafen im selben Bett über Beistellbettchen für Babys bis zu einer Matratze am Boden. Alle Alternativen ermöglichen es Ihnen, völlig flexibel auf die Bedürfnisse Ihres Kindes einzugehen!
Das getrennte Schlafen von Eltern und Kindern ist ein relativ modernes und westliches Phänomen. Eine Langzeitstudie bestätigt, dass Co-Sleeping oder ein Familienbett keinerlei negative Auswirkungen auf die psychische, kognitive oder sexuelle Entwicklung der Kinder hat. Im Gegenteil: Co-Sleeping mit Babys fördert die Eltern-Kind-Beziehung. Außerdem verhilft das „Stillen nach Bedarf" Müttern zu mehr Ruhe, da sie meistens im Halbschlaf stillen. Zudem merken Eltern sofort, wenn es ihrem

Kind nicht gut geht. Auch wenn es stark hustet, ist es beruhigend, sein Kind nahe bei sich zu haben. Viele Kinder schlafen auch besser, wenn sie die Atemgeräusche der Eltern oder Geschwister hören.

Kritiker wenden ein, dass es schwierig sein kann, das Kind wieder aus dem Bett zu bekommen. Dann kann jedoch erwidert werden, dass es sich hier ähnlich wie mit dem Sauberwerden oder dem Schnuller verhält: Irgendwann braucht ein Kind die Nähe nachts nicht mehr so sehr und verzichtet dann auch ganz von selbst darauf.

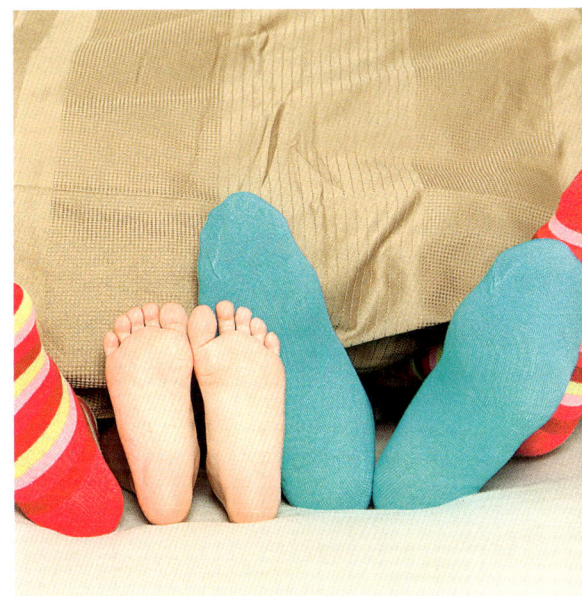

TIPP

Gemeinsam schlafen

Wenn Ihr Kind nachts zu Ihnen ins Bett krabbelt, um dort bei Ihnen zu schlafen, haben Sie mehrere Möglichkeiten, darauf zu reagieren:

○ Lassen Sie Ihr Kind bei sich einschlafen und tragen Sie es danach wieder in sein Bett zurück.

○ Kuscheln Sie sich an Ihr Kind und genießen Sie die Nähe.

○ Legen Sie für solche Fälle eine Matratze in Ihr Schlafzimmer und lassen Sie Ihr Kind, wann immer es möchte, dort schlafen.

○ Auch Co-Sleeping mit dem Vater kann sich positiv auf die Bindung zu Ihrem Kind auswirken. Gerade, wenn das Kleinkind nicht fortwährend immer Kontakt zur Mutter hat, kann von dieser väterlichen Nähe nur profitieren.

○ Oder Sie erklären Ihrem Kind, dass jeder in seinem eigenen Bett schlafen muss und tragen es immer wieder zurück. Meistens hat es nach einigen Nächten verstanden, dass Sie keine Ausnahmen machen.

○ Wenn es Ihrem Kind einmal gesundheitlich schlecht geht, sind Ausnahmen natürlich erlaubt.

Klettern aus dem Gitterbett

Ihr Kind klettert das erste Mal über sein Gitterbettchen? Versuchen Sie, ihm beizubringen, dass Sie das nicht akzeptieren. Setzen Sie Ihr Kind mit einem entschiedenen, aber v. a. ruhigen, „Nein – du bleibst im Bett!" in sein Bettchen zurück. Sie müssen das vielleicht ein paarmal wiederholen, aber normalerweise akzeptiert es das Kind schnell. Stellen Sie sicher, dass sich die Matratze auf der niedrigsten Stufe befindet.

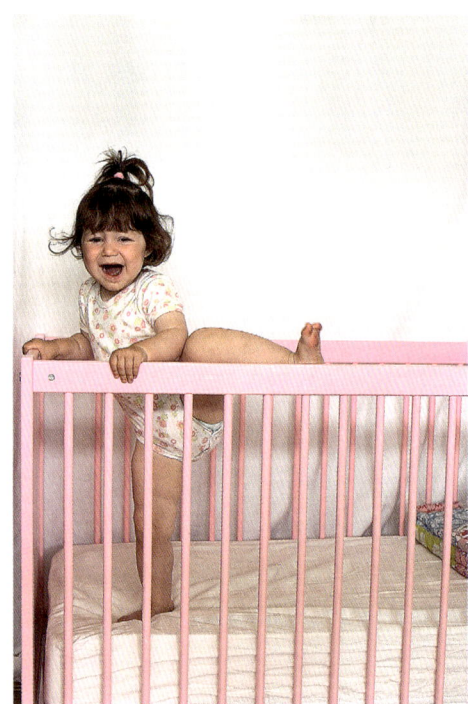

Die meisten Gitterbettchen lassen sich beliebig verstellen. Die Verwendung eines Schlafsacks erschwert das Herüberklettern zusätzlich. Vielleicht hilft aber auch diese Methode: Tun Sie so, als ob Sie nicht gemerkt hätten, dass Ihr Kind aus dem Bettchen gekrabbelt ist. Gehen Sie ans Bett, um ihm einen Gutenachtkuss zu geben und seien Sie sichtbar überrascht, weil das Bett leer ist. Den Gutenachtkuss gibt es erst, wenn das Kind im Bett liegt. Ihr Kind wird wahrscheinlich kichernd wieder ins Bett kriechen und sich den Kuss abholen. Egal, welche Methode Ihnen mehr zusagt – machen Sie sich gleichzeitig Gedanken darüber, ob vielleicht die Zeit gekommen ist, die Gitterstäbe des Bettchens zu entfernen. Besprechen Sie diese Entscheidung unbedingt mit Ihrem Kind. Denn ein offenes Bett kann auch erst einmal unheimlich für Ihr Kind sein, da es sich nicht mehr so geborgen fühlt. Wenn Sie die Gitterstäbe entfernt haben, müssen Sie mit einer oder zwei Nächten Eingewöhnungszeit rechnen.

Der Verzicht auf den Mittagsschlaf

Wenn sich Ihr Kind weigert, mittags zu schlafen, prüfen Sie, ob sich etwa sein Schlafbedarf geändert hat oder ob andere Gründe das Kind am Schlafen hindern. Vielleicht haben Sie das Schlaf-

TIPP

Die schöne Mittagszeit

Behalten Sie die lieb gewonnene Gewohnheit einer Mittagspause bei; erklären Sie Ihrem Kind, dass auch Sie eine Pause brauchen und schlagen Sie entspannende Beschäftigungen vor. Besonders geeignet sind Tätigkeiten wie Mandalas ausmalen, CDs hören, Bücher ansehen, puzzeln, basteln, bauen usw. Damit sich Ihr Kind darauf einstellen kann, beginnen und beenden Sie die Ruhezeit mit einem vereinbarten Signal.

fenster verpasst und Ihr Kind ist übermüdet? Oder es hat zu viele Anregungen und Reize bekommen – z. B. nach einem Fest oder einem Ausflug, und kann deshalb nicht schlafen? Je älter Kinder werden, desto weniger brauchen sie das Tagesnickerchen und desto mehr haben sie das Gefühl, etwas zu verpassen, wenn sie mittags schlafen – eine Tatsache, die viele Eltern nicht gerade mit Freude erfüllt.

Der Mittagsschlaf ist den meisten Eltern heilig! Denn wann sonst können Sie ungestört die Spülmaschine ausräumen, eine Rechnung überweisen und eine Tasse Kaffee trinken?

Pausen sind sehr wichtig. Dennoch hat der Verzicht auf den Mittagsschlaf auch etwas Gutes: Sie können Ihren Tagesablauf nun wieder viel flexibler gestalten und müssen nicht länger auf die festen Zeiten des Mittagsschlafs Ihres Kindes Rücksicht nehmen. Auf gar keinen Fall sollten Sie es zum Schlafen zwingen, wenn es nicht schlafen möchte.

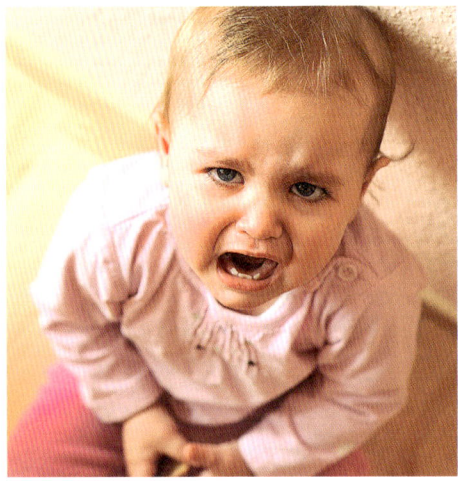

So entwöhnen Sie Ihr Kind vom Schnuller

Viele Eltern finden die Vorstellung, dass ihr Kind mit vier Jahren noch mit einem Schnuller herumläuft, furchtbar. Unglücklicherweise fällt der Wunsch der Eltern, ihrem Kind das Schnullern abzugewöhnen, meistens mitten in deren

TIPP

Entspannt mit Schnuller

○ Geben Sie Ihrem Baby von Anfang an nur im äußersten Notfall einen Schnuller. So lernt es, dass der Schnuller nicht permanent zur Verfügung steht.

○ Lassen Sie den Schnuller nicht in Greifnähe Ihres Kindes liegen. Räumen Sie ihn am besten an einen Ort, zu dem das Kind einen eingeschränkten Zugriff hat.

○ Gewöhnen Sie Ihr Kind an folgende Regel: Tagsüber gibt es keinen Schnuller. Argumentieren Sie z. B., dass der Schnuller nun schlafen müsse, schließlich sei er ja die ganze Nacht über wach gewesen.

○ Akzeptieren Sie nicht, dass Ihr Kind mit Schnuller im Mund spricht. Reagieren Sie erst, wenn es den Schnuller aus dem Mund nimmt.

○ Lassen Sie in schwierigen Situationen Ausnahmen zu.

Trotzalter (zwei bis drei Jahre), wenn das Kind seinen eigenen Willen entdeckt, Grenzen austestet und mit sich selbst nicht ganz im Reinen ist. Prüfen Sie deshalb genau, ob der Zeitpunkt zur Entwöhnung gut gewählt ist.

Vielleicht macht Ihr Kind momentan eine anstrengende Phase durch und muss mit Veränderungen in seinem Leben zurechtkommen. Veränderungen wie die Eingewöhnung in die Krabbelgruppe oder den Kindergarten, ein jüngeres Geschwisterkind oder Ähnliches fordern das Kind sehr. Deshalb kann der Verzicht auf den Schnuller in dieser Phase auch sehr schwierig werden. Warten Sie dann lieber einen besseren Zeitpunkt ab.

Zwang, übel schmeckende Substanzen und Bestrafung bewirken nur das Gegenteil, weshalb Sie auch darauf verzichten sollten. Auch pädagogisch wertvoller wirkende Methoden wie die Belohnung mit Sternchen oder Süßigkeiten helfen nicht immer und sollten kritisch hinterfragt werden. Was werden Sie z. B. tun, wenn das Kind die Belohnung erhalten hat und dann trotzdem wieder am Daumen lutscht oder lautstark nach dem Schnuller schreit?

Einschlafen ohne Schnuller

Alle Kinder verzichten irgendwann von selbst auf den Schnuller. Spätestens, wenn sie in den Kindergarten kommen, wollen sie tagsüber keinen Schnuller mehr, weil sie „kein Baby mehr sind". Geben Sie Ihrem Kind die Möglichkeit, sich aus freien Stücken von seinem

TIPP

Zusammen entscheiden

Im Kindergartenalter sind Kinder durchaus in der Lage, Lösungsvorschläge mit zu erarbeiten und Regeln auszuhandeln. Beteiligen Sie Ihr Kind an der Entscheidungsfindung, ist es viel eher bereit sich an die vereinbarten Regeln zu halten.

Schnuller zu trennen und sich mit einem kleinen Ritual davon zu verabschieden. Egal, für welche Variante Sie sich entscheiden, das erste Mal Einschlafen ohne Schnuller ist eine Herausforderung. Bestärken Sie Ihr Kind darin, dass es das schaffen wird. Nach der ersten Nacht ohne Schnuller ist es innerlich ein paar Zentimeter gewachsen.

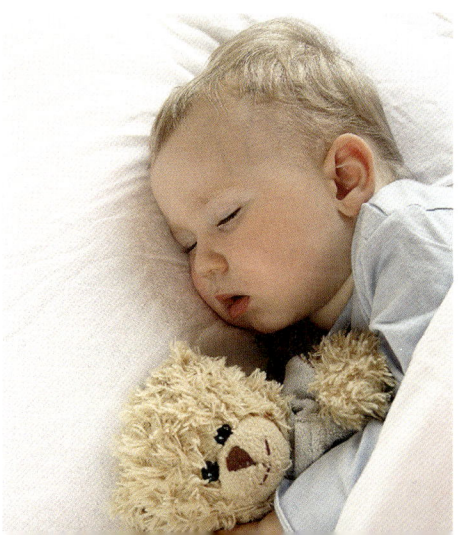

Schnuller-Entwöhnung

Manche Eltern kaufen einfach irgendwann keinen neuen Schnuller mehr und warten bis der alte kaputtgegangen ist. Es liegt bei Ihnen, ob Sie diesen dann reparieren wollen. Allerdings ist Kindergartenkindern auch klar, dass Sie jederzeit einen neuen kaufen könnten. Vielleicht kann der Zahnarzt des Kindes ein kleines „Machtwort" sprechen und erklären, dass ein Schnuller schiefe Zähne begünstigt! Oder Sie probieren es mit einem schönen Verabschiedungsritual: Erwähnen Sie ab und zu die Schnullerfee. Erklären Sie auf Nachfrage, dass die Schnullerfee den Schnuller für andere Kinder abholt und als Dankeschön ein kleines Geschenk liegen lässt.
Oder wurde in Ihrem Bekanntenkreis ein Baby geboren? Vielleicht möchte Ihr Kind ihm ja seinen Schnuller schenken? Oder binden Sie den Schnuller an einen Luftballon und lassen Sie ihn mit Ihrem Kind dann fliegen!

Sorgen Sie gut für sich

Nur erholte Eltern können verständnisvoll und geduldig mit den Alltagsscharmützeln trotzender Kinder umgehen. Gönnen Sie sich regelmäßig Auszeiten, einen Babysitter und Treffen mit anderen Eltern, die sich in der gleichen Situation befinden.

Häufige Ursachen von (Ein-)Schlafproblemen bei Kleinkindern

Sowohl körperliche Entwicklungsschübe als auch Dinge, die Kinder innerlich bewegen, können zu einem unruhigen Schlafverhalten oder einem erhöhten Nähebedürfnis führen.

Machtkämpfe

Im zweiten und dritten Lebensjahr entdeckt Ihr Kind seinen eigenen Willen und möchte seine Wünsche auch durchsetzen. Wenn die kindlichen Wünsche mit Ihren Vorstellungen kollidieren, kann es zu Trotzreaktionen, Wutausbrüchen oder Machtkämpfen kommen. Sie werden in dieser Zeit oft ein „Nein, ich will nicht!" oder „Ich will aber!" hören. Worum es auch geht – es ist wichtig, dass Sie eine Linie verfolgen und dem Kind signalisieren: Hier bleibe ich klar, konsequent und berechenbar. Diese Grenzen geben Ihrem Kind Sicherheit, auch wenn es sie natürlich immer wieder testen will. Lassen Sie sich nicht von Ihrem Kind zu trotzigem oder wütendem Verhalten verleiten. Versuchen Sie stattdessen, nicht herumzuschreien. Nehmen Sie die erwachsene Gegenposition ein: Bleiben Sie bei einem ruhigen, klaren „Nein".

Das können und sollten Sie so oft wie nötig wiederholen. Es wird anfangs schwierig sein, auf Ihr tobendes Kind ruhig zu reagieren. Das ist aber wichtig, weil es nur dann das Gefühl hat, dass es auch in seinem Tobsuchtsanfall von Ihnen angenommen und nicht etwa abgewertet wird.

Auseinandersetzungen mit trotzigen Kindern sind anstrengend und können nervenaufreibend sein. Überlegen Sie sich deshalb genau, in welchen Bereichen Sie Regeln aufstellen und auch durchsetzen wollen. Hierzu müssen Sie

aber auch konsequent sein. Alles, wo es sich Ihrer Meinung nach momentan nicht lohnt, ignorieren Sie dann am besten auch.

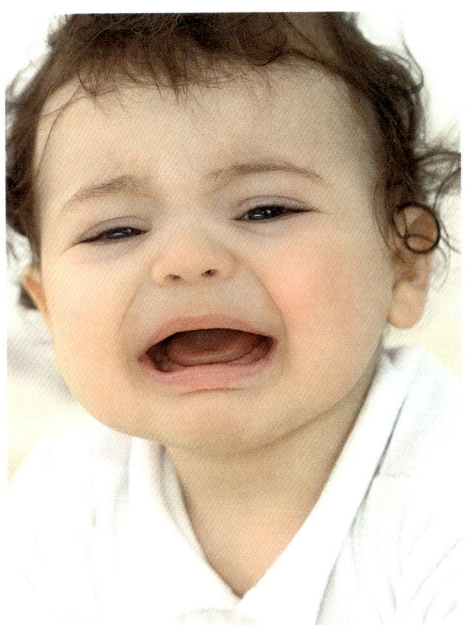

INFO

Ab wann kann ein Kind Regeln verstehen?

Einjährige Kinder verstehen das Wort „Nein" noch nicht. Ihre Fähigkeit, Regeln zu begreifen, ist beschränkt. Wenn Eltern laut „Nein" sagen, um das unerwünschte Verhalten eines einjährigen Kindes zu unterbinden, wird es vielleicht kurz schauen, grinsen und dann das Verhalten wiederholen. Das ist nicht als eine gezielte Provokation der Eltern zu verstehen, sondern der Tatsache geschuldet, dass das Kind das Ganze als Spiel empfindet, weil das Wort „Nein" noch völlig bedeutungslos und inhaltsleer ist. Erst Kinder zwischen 18 und 24 Monaten haben mit ihrem beschränkten Sprachverständnis die Möglichkeit, klare und einfache Zusammenhänge zu verstehen. Ab zwei Jahren reichen dann die sprachlichen Fähigkeiten aus, um Regeln abstrakt abzuspeichern und nicht immer wieder austesten zu müssen, was erlaubt ist und was nicht.

Das Einführen einer fest definierten „Elternzeit" hilft Ihnen und Ihrem Kind. Betrachten Sie Ihre Elternzeit als „heilig", weil auch Sie Zeit für sich brauchen. Erklären Sie Ihrem Kind, dass die Elternzeit mit der Schlafenszeit Ihres Kindes beginnt. Wann immer Ihr Kind Einschlafeskapaden macht, argumentieren Sie mit der „Elternzeit". Bleiben Sie auch hier klar und konsequent.

Ein Geschwisterkind wird geboren

Es gibt kaum etwas, das die Welt eines Kindes so aus den Angeln hebt wie die Geburt des ersten Geschwisterchens. Konnte es bisher mit 100 Prozent der Aufmerksamkeit seiner Eltern rechnen, muss es sich jetzt damit arrangieren, seine Eltern zu teilen.

Ab etwa drei Jahren erleben Kinder die Schwangerschaft bewusst mit und können auch die Vorfreude teilen.

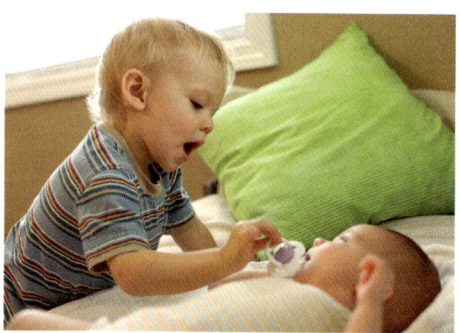

Allerdings haben sie natürlich keine Ahnung davon, was es wirklich bedeutet, eine Schwester oder einen Bruder zu bekommen. Das Wichtigste in diesem Moment ist, dass Sie Ihrem Kind die Situation offen und ehrlich erklären und ihm damit vermitteln, dass es nicht allein gelassen wird.

Ihr Kind muss sich nun mit seiner neuen Rolle anfreunden. Plötzlich ist es die oder der Große, alles dreht sich um das Neugeborene. Anfangs ist das auch für das Geschwisterkind spannend. Doch ist erst einmal der Alltag mit einer übermüdeten Mutter und einem schreienden Baby eingekehrt und keiner hat mehr Lust, in dieser Situation z. B. ein Buch vorzulesen, nagt die Eifersucht.

Machen Sie sich bewusst, dass es drei Monate dauern kann, bis sich Ihr Kind an die Situation gewöhnt hat. Es wird unter Umständen von unverständlichen Ängsten und Gefühlen heimgesucht: Manche Kinder wünschen sich, dass das Baby wieder verschwindet. Andere wollen es in einem Paket verschicken! Manche Kinder haben plötzlich Angst, verlassen zu werden. Kindlich ausgedrückt haben sie Angst, dass sie jetzt „weggeschickt" werden. Diese Gefühle und Ängste können sich völlig unterschiedlich äußern:

Nägelkauen, Aggressionen gegen das Baby oder gegen die Eltern bis hin zu Ein- und Durchschlafproblemen.

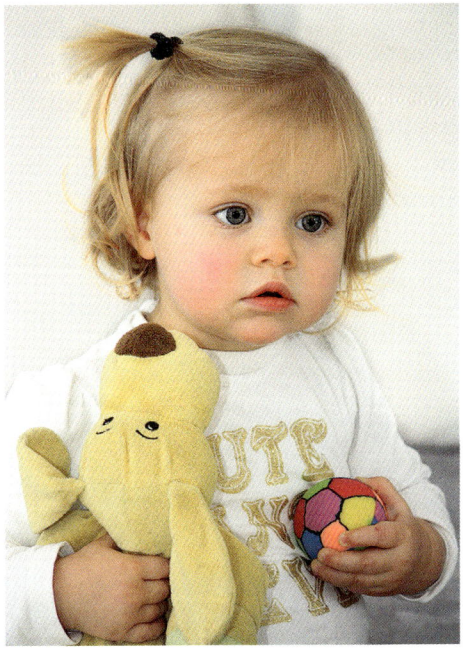

Auch wenn Co-Sleeping bisher kein Thema war, kann Ihr älteres Kind plötzlich den Wunsch haben, wie sein neues Geschwisterchen an Ihrer Seite zu schlafen. Zeigen Sie Ihrem Kind, dass es jederzeit willkommen ist und Sie einfach ein bisschen zusammenrücken können. Vielleicht haben Sie ja auch Platz für eine kleine Matratze oder ein leicht aufstellbares Klappbett.

Wenn Ihr Kind plötzlich Angst vor Einbrechern und Räubern hat, abends nicht mehr einschlafen kann oder will, kann die neue Familiensituation möglicherweise die Ursache dafür sein. Versuchen Sie herauszufinden, wovor genau Ihr Kind Angst hat!
Fragen Sie beispielswelse: „Was würde denn der Einbrecher machen, wenn er hier im Haus wäre?" Es kann durchaus vorkommen, dass Ihr Kind meint, dass es von irgendeiner Person „abgeholt" wird, weil Sie es nun nicht mehr brauchen. Oder es möchte eigentlich, dass der Einbrecher das neue Baby mitnimmt, hat aber deshalb Schuldgefühle. Alles ist möglich. Nehmen Sie die Gefühle Ihres Kindes aber immer ernst! Es braucht einfach etwas Zeit, um sich in der neuen Situation zurechtzufinden.

Albträume oder die Angst vor dem Ungeheuer

Bis zu einem Alter von zwei Jahren haben Kinder keine Angst im Dunkeln. Ab 24 Monaten verstehen Kinder, was Angst ist und können sich vorstellen, dass im Dunkeln etwas Furchterregendes auf sie lauert. Oft schlafen Kinder ab diesem Alter schwerer ein. Eine offene Tür, eine kleine Schlummerlampe oder ein Nachtlicht können Ihrem Kind helfen, sich nachts wohler zu fühlen.

TIPP

Zutritt für Gespenster verboten

Nehmen Sie die kindlichen Ängste und Verunsicherungen ernst. Malen Sie z. B. mit großen Buchstaben ein Schild auf dem steht, dass Ihr Kind in diesem Zimmer wohnt und dass der Zutritt für Gespenster verboten ist! Das Schild kann an der Zimmertür aufgehängt werden. Manchmal helfen solche kleinen Dinge Wunder!

Im Alter von zwei bis fünf Jahren sind Angstträume bei Kindern nichts Ungewöhnliches. Sie finden meist in der zweiten Nachthälfte statt und lassen die Kinder weinend aus dem Schlaf erwachen. Reagieren Sie sofort, gehen Sie zu Ihrem Kind und lassen Sie es auf keinen Fall allein in seinem Zimmer weinen. Es braucht unbedingt die Sicherheit, dass Sie zur Stelle sind, wenn es Angst hat.

Wenn Ihr Kind auffällig häufig aus einem Albtraum erwacht, können angstauslösende Ereignisse der Grund dafür sein. Versuchen Sie, durch Gespräche herauszufinden, was Ihr Kind ängstigt. Dramatisieren Sie den Albtraum aber nicht, sondern trösten Sie Ihr Kind und erzählen Sie von etwas Positivem.

Voraussetzungen für ruhige und entspannte Nächte

Eine wichtige Voraussetzung für friedliche Nächte ist ein strukturierter Tag, der auch einem Kleinkind Sicherheit vermittelt. Das betrifft insbesondere die Schlafenszeiten.

Ein strukturierter Tag

Manche Eltern sind zögerlich damit, feste Schlafenszeiten festzulegen, weil sie meinen, das Kind solle seinen eigenen Rhythmus finden und entwickeln, ohne in ein den Eltern gefälliges Schema gepresst zu werden.

TIPP

Ausnahmen: Schlaffenster beachten

Rhythmus ist alles, aber auch nicht immer. Wenn Sie merken, dass Ihr Kind schon um 19 Uhr zu gähnen beginnt oder besonders quengelig ist, obwohl es doch sonst immer erst um 20 Uhr ins Bett geht, ist das egal. Nutzen Sie dieses offensichtliche Schlaffenster und lassen Sie Ihr Kind einfach etwas früher schlafen. Möglicherweise war der Tag besonders anstrengend. Heute scheint es den Schlaf dann wirklich zu brauchen.

Allerdings ist es für Ihr Kind eher hilfreich, sich in einem strukturierten Tagesablauf zu bewegen. Sie sind die Eltern, Sie müssen den Rahmen abstecken.

Die beste Voraussetzung für ruhige Nächte ist eine feste Struktur des Tages, die einem Kleinkind Geborgenheit vermittelt. Besonders die Wach- und Schlafenszeiten sollten geregelt sein. Versuchen Sie also, Ihr Kind möglichst immer zur gleichen Uhrzeit ins Bett zu bringen.

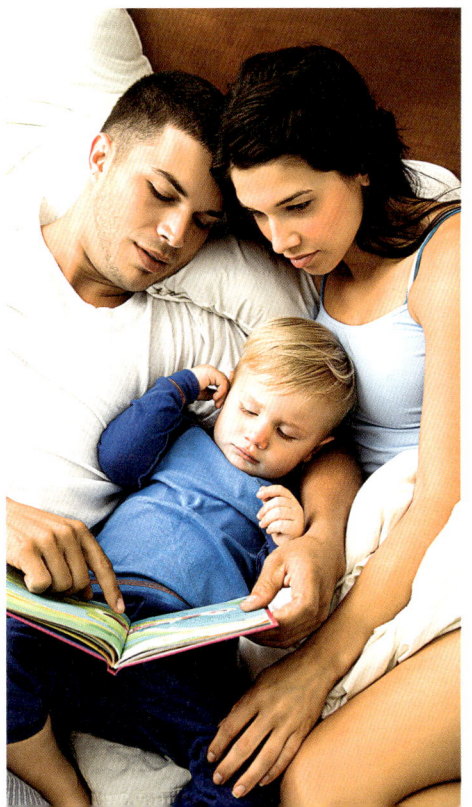

Harmonische Rituale

Rituale läuten die Bettzeit ein und helfen, den Tag zu strukturieren. Erfinden Sie für sich und Ihre Familie ein schönes Ritual, das Ihr Kind liebevoll in den Schlaf begleitet. Schon Babys im Alter von sieben oder acht Monaten können aus Ritualen eigene Erwartungshaltungen bilden und die Regel verstehen: „Nach dem Spielen oder Lesen wird geschlafen." Klappen Sie also nach dem Vorlesen das Buch zu und verlassen Sie nach dem Gutenachtkuss das Zimmer. Routine führt zum Erfolg – halten Sie den Ablauf konsequent ein.

Die Selbstständigkeit fördern

Gerade bei Kleinkindern beginnt mit der Ich-Entwicklung die Phase, in der sie unter Verlust- und Trennungsängsten leiden können. Sie haben Angst, allein zu sein, und brauchen die Bestätigung, dass Mama und Papa in der Nähe sind. Das kann der Grund dafür sein, wenn Ihr Kind Sie abends nach dem Einschlafritual nicht aus dem Zimmer lassen will.

Sie helfen Ihrem Kind, indem Sie tagsüber dafür sorgen, dass es selbstständiger wird. Unterstützen Sie es in seinen Bestrebungen, Dinge alleine zu machen. Freuen Sie sich, wenn Ihr kleines Einjähriges freudig drauflosmarschiert.

TIPP

Trennen üben

Üben Sie tagsüber gelegentlich das Trennen. So kann sich Ihr Kind daran gewöhnen, dass es nun ab und zu ohne Sie klarkommen muss. Sagen Sie, dass Sie kurz weggehen und in zwei Minuten wieder da sind. Wenn es die Uhr noch nicht lesen kann, überlegen Sie sich andere Zeitmarker (z. B. wenn die Küchenuhr klingelt, wenn der große Zeiger auf der sechs steht usw.). Wichtig ist in diesem Fall aber unbedingte Verlässlichkeit. Wenn Sie Ihrem Kind sagen, dass Sie zu einem bestimmten Zeitpunkt wieder da sind, müssen Sie sich auch daran halten.

Oder wenn es krabbelt und mit anderen Kindern Kontakt aufnimmt. Genießen Sie den Anblick Ihres Kindes, wenn es zufrieden mit sich selbst ins Spiel versinkt. Dazu gehört auch, dass Sie Ihr Kind in gewissem Maße loslassen, es nicht auf Schritt und Tritt begleiten und ihm Selbstständigkeit zutrauen. Denn nur, wenn Sie an die Fähigkeiten Ihres Kindes glauben und ihm signalisieren: „Ich weiß, dass du das schaffen und gut machen wirst!", kann es auch selbst Zutrauen in seine eigenen Fähigkeiten entwickeln.

Sorgen Sie für regelmäßige Ruhepausen

Im Kindergartenalter schließen Kinder Freundschaften und wollen auch nachmittags mit ihren Freundinnen und Freunden spielen oder etwas unternehmen. Darüber hinaus haben viele Kindergartenkinder schon einige feste Nachmittagstermine, lernen, ein Instrument zu spielen, betreiben Sport in einem Verein oder besuchen einen Englischkurs für Kindergartenkinder.

Je nach Tagesform kann das schon einmal (zu) viel sein. Sorgen Sie deshalb für regelmäßige Pausen und v. a. auch für Tage, an denen Ihr Kind ohne Pflichttermine frei spielen kann.

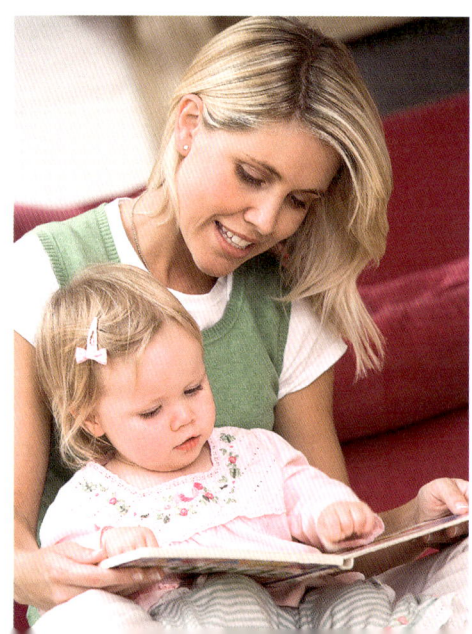

Rituale für das Zubettgehen

Ab einem bestimmten Zeitpunkt sollten Sie mehr Routine in das Zubettgehen Ihres Sprösslings einführen. Das Kind wird wesentlich entspannter
sein, wenn es ein Ritual hat, an das es sich gewöhnen kann und das ihm
die Einschlafzeit signalisiert.

Liebe geben: Wichtig ist, dass Ihr Kind das Ritual auch als solches empfindet. Es soll spüren, dass Sie sich wirklich Zeit nehmen. Das Zubettgeh-Ri-
tual sollte auch gegen Ende hin immer mehr einem Ruhemoment ähneln,
und nicht etwa mit dem gemeinsamen Toben des eben von der Arbeit
heimgekommenen Vaters enden.

Wichtig: keinen Zwang ausüben! Bei der Auswahl und dem Ablauf der
familiären Rituale sollten Sie sich unbedingt an den Bedürfnissen und
Vorlieben des Kindes orientieren, da jedes Kind unterschiedlich auf das
Signal des Schlafengehens reagiert. Eine Routine schließt auf jeden Fall
das Anziehen des Schlafanzuges, abendliche Körperpflege und gemeinsame Zeit, z. B. das gemeinsame Hinsetzen und Vorlesen bzw. Erzählen
mit dem Kind oder das Vorsingen eines Gutenachtliedes (s. S. 89), mit ein.
Der Ort des Rituals spielt dabei keine Rolle – Hauptsache, es endet im
Bett des Kindes.

Individuelle Rituale: Gern werden Kinder bei einem abendlichen Ritual in
wohlig-warmem Wasser gebadet. Voraussetzung ist hier – wie bei allen
anderen Ritualen – jedoch, dass es Ihr Kind nicht zu sehr aufregt und ihm
gefällt. Ausweichmöglichkeit könnte ein ruhiges Spiel oder eine Gute-
nachtrunde sein, bei dem Ihr Baby allen Familienmitglie-
dern oder auch Plüsch- oder Haustieren nacheinander
von Ihrem Arm aus gute Nacht sagen kann. Hauptsache
ist jedoch: Sie sollten sich abends auch Zeit füreinander
nehmen. Mit Ihrer Hilfe kann Ihr Kind zur Ruhe kommen.

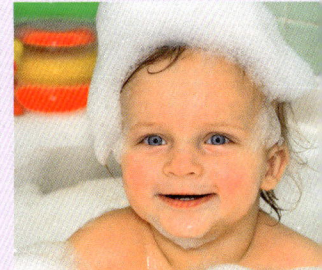

Wenn Sie spüren, dass Ihr Kind einen schlechten Tag hat und vielleicht einen ruhigen „Spieltag" braucht, blasen Sie alle Termine ab. Vereinbaren Sie eine Ruhephase, in der Ihr Kind wieder zu sich finden und beispielsweise einer CD lauschen oder malen kann.

Lassen Sie Ihr Kind mitentscheiden

Wenn ein Kind das erste Mal „ich" sagt, ist das ein gewaltiger Entwicklungsschritt. Von jetzt an nimmt es sich als eigenständige Person wahr und entwickelt jede Menge Kompetenzen, auf die Sie als Eltern stolz sein können, die aber manchmal auch anstrengend sind. Denn Ihr Kind merkt, dass es an Macht gewinnt, dass es durch ein bestimmtes Verhalten Reaktionen bei Ihnen hervorrufen kann und dass es auch einen eigenen Willen hat.

Kinder wollen in dieser Phase vieles selbst entscheiden, ein Wörtchen mitreden und sich kompetent fühlen. Geben Sie Ihrem Kind deshalb bewusst einen Entscheidungsspielraum. Fragen Sie Ihr Kind, was es zuerst machen möchte – Zähneputzen oder Waschen. Lassen Sie Ihr Kind zwischen zwei Gutenachtgeschichten auswählen. Der Trick ist, nur das zur Auswahl anzubieten, was Sie auch in Ordnung finden!

Die Übergänge ruhig gestalten

Der Übergang von der Tagesaktivität zur Nachtruhe gestaltet sich einfacher, wenn etwa eine Stunde vor der Schlafenszeit weniger Aktivität angestrebt wird. Sorgen Sie schon beim gemeinsamen Abendessen für eine ausgeglichene Stimmung und besprechen Sie bei der Gelegenheit den weiteren Verlauf des Abends. Vielleicht lesen Sie gemeinsam ein Buch oder kuscheln auf dem Sofa.

Fernsehen, Computerspiele und DVD-Episoden sind nicht generell zu verteufeln. Allerdings sollten Sie sehr genau darauf achten, was Ihr Kind vor dem Schlafengehen ansieht. Gegen einen Film, den Ihr Kind kennt, ist nichts einzuwenden. Wenn Sie eine neue DVD kaufen, sehen Sie sie gemeinsam mit Ihrem Kind an, um Fragen klären zu können.

Nicht altersgemäße TV-Formate oder Computerspiele sollten Sie Ihrem Kind – nicht nur vor dem Schlafengehen – ersparen. Nicht jeder Zeichentrickfilm ist geeignet, schnelle Schnitte und Bildwechsel sowie pädagogisch fragwürdige Botschaften können Ihr Kind emotional und kognitiv überfordern. Prüfen Sie deshalb sehr genau, was es im Fernsehen anschaut.

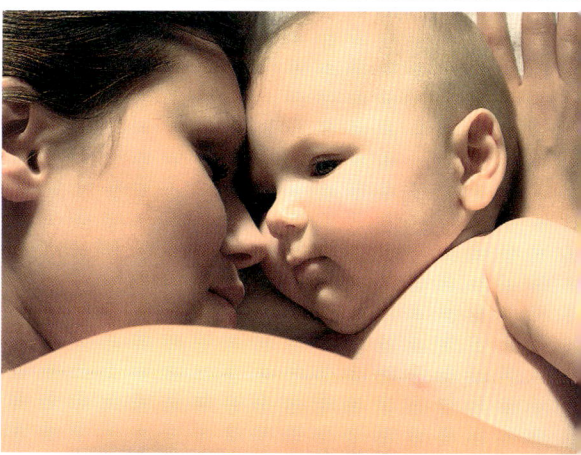

Ob eine bestimmte Fernsehserie ein fester Bestandteil des Einschlafrituals sein soll, müssen Sie selbst entscheiden. Fragen Sie sich im Vorfeld, wie Sie damit umgehen, wenn Ihr Kind möglicherweise auf die Serie besteht und verlangt, dass Sie Ihren Tagesrhythmus nach dem Fernsehprogramm ausrichten.

TIPP

Für Frischluft und Bewegung sorgen

Kinder, die sich viel im Freien bewegen und herumtoben dürfen, sind tagsüber ausgelastet und abends müde. Fahren Sie mit Ihrem Kind Rad, gehen Sie auf den Spielplatz, lassen Sie es toben! Sie werden schnell merken, wie gut das Ihnen und Ihrem Kind tut.

Und wenn das alles nicht hilft?

Trotz aller guten Vorsätze und dem Wissen darüber, welches die Voraussetzungen für optimales Ein- und Durchschlafen sind, ist es ganz normal, wenn sich Rituale einschleichen, die irgendwann zu unliebsamen (Ein-)Schlafgewohnheiten Ihres Kindes werden können: Weil Sie die Kuschelzeit mit Ihrem Kind am Abend genießen und es für Sie okay ist, wenn es in Ihrem Arm einschläft.

Weil Sie Ihr Kind gerne im Tragetuch herumtragen, bis es in den Schlaf sinkt. Weil Sie akzeptieren, dass es für Eltern von kleinen Kindern eben keine Durchschlafgarantie gibt. Solange diese Gewohnheiten für Sie als Eltern in Ordnung sind, ist alles bestens.

Für die meisten Eltern ist es völlig in Ordnung, dass ihr Kind im ersten Lebensjahr noch unregelmäßige und unklare Schlafgewohnheiten hat, nachts oft wach wird oder nur mit ihrer Hilfe oder in ihrem Beisein einschlafen kann. „So ist das eben mit kleinen Kindern", sagen sie sich und: Sie haben Recht!

Aber vielleicht wird Ihnen Ihr einjähriges Kind zu schwer, um es jeden Abend eine Dreiviertelstunde auf dem Arm in den Schlaf zu wiegen. Oder Sie wollen nicht, dass Ihr Kind Ihre Brust mehrmals pro

TIPP

Sie sind auch noch da!

Lassen Sie sich von niemandem einreden, dass dieses Denken egoistisch sei! Die anfangs sehr symbiotische Beziehung zwischen (insbesondere) Mutter und Kind darf und soll sich mit der Zeit verändern. Niemand verlangt von Ihnen, für den Rest Ihres Lebens zu einer Einheit mit den Wünschen und Bedürfnissen Ihres Kindes zu verschmelzen und Ihre eigenen Bedürfnisse völlig zu verleugnen – und sei es nur der Wunsch, einen Spielfilm zu sehen oder wieder einmal abends auszugehen. Hierfür spricht auch die Entwicklung des Ich-Bewusstseins bei Ihrem Kind. Es entwickelt sich zu einer eigenständigen Persönlichkeit und braucht auch ein eigenständiges Individuum neben sich.

Nacht als Schnullerersatz benutzt. Möglicherweise können Sie zunehmend schlechter schlafen, weil Ihr Einjähriges einen unruhigen Schlaf hat und quer im Bett liegt. Manche Eltern wollen aber auch endlich einmal wieder den Beginn eines Spielfilmes sehen, anstatt sich nach dem 53. „La-Le-Lu"-Lied aus dem Zimmer zu schleichen.

Dann ist es an der Zeit, Ihr Kind mit sanftem Nachdruck dazu zu bewegen, seine Schlafgewohnheiten zu ändern. Vielleicht merken Sie aber auch (meist um den zweiten Geburtstag herum), dass es Ihrem Kind plötzlich nicht mehr nur um das Beibehalten seiner geliebten Einschlafgewohnheit geht, sondern dass noch etwas anderes mitschwingt: den eigenen Willen durchzusetzen. Kinder wollen sehen, wozu Eltern bereit sind, wie oft sie ein Lied singen, wie lange sie neben ihnen liegen bleiben usw. Bevor Sie sich versehen, sind Sie in einen Machtkampf verwickelt, der regelmäßig in wütendem Geschrei oder Resignation der Eltern endet. Dies sollte ein Zeitpunkt sein, über die Änderung dieser belastenden Situation nachzudenken.

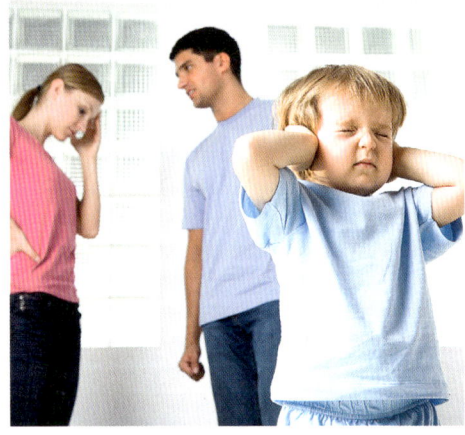

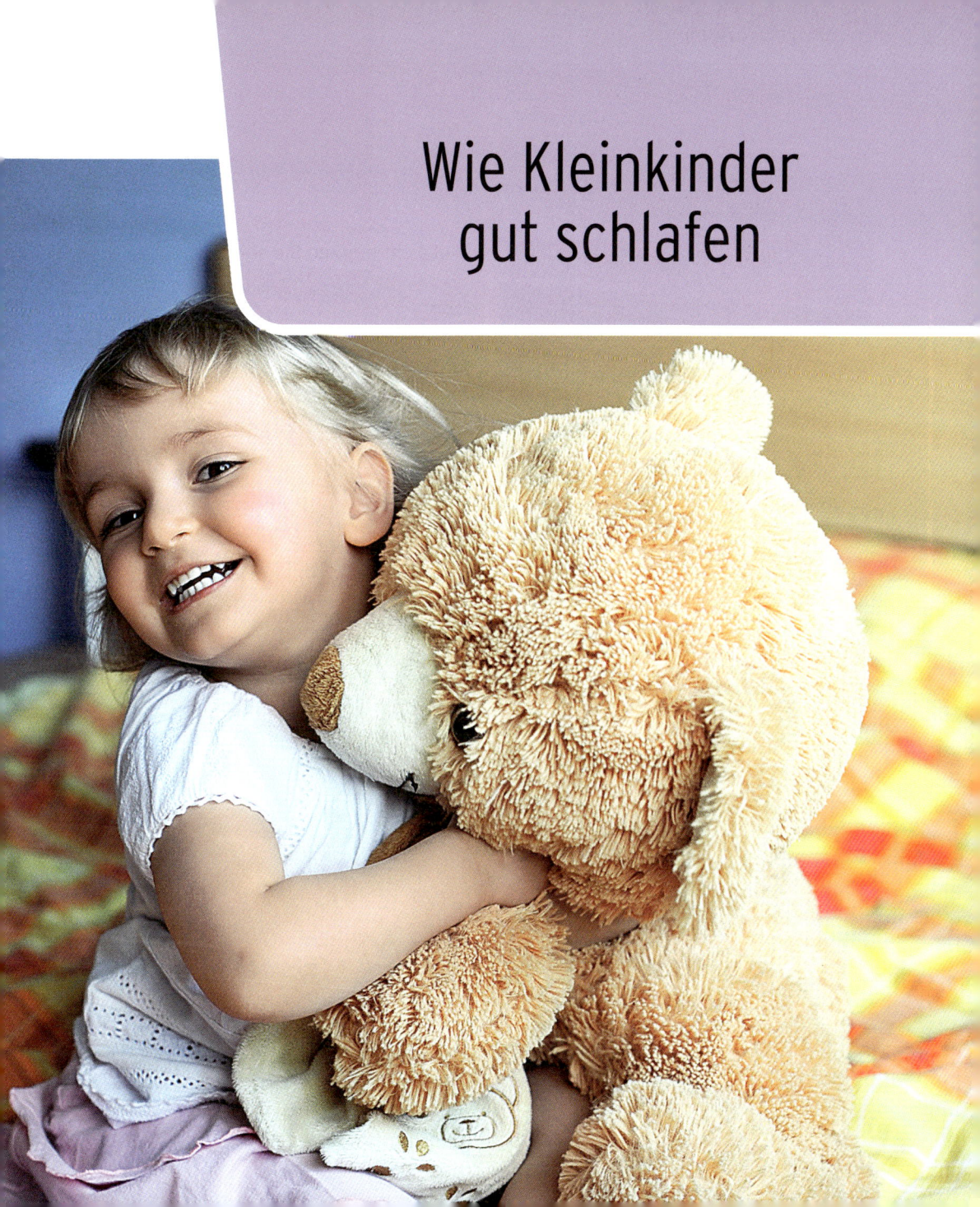

Wie Kleinkinder gut schlafen

1000 und (k)eine Nacht

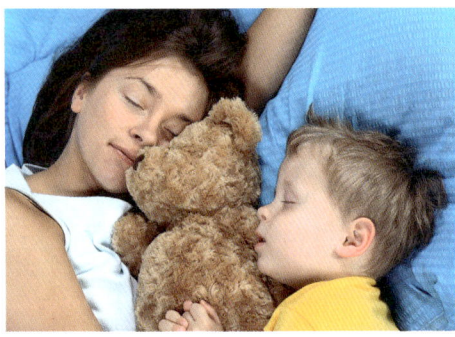

Meistens lassen sich ein paar durchwachte Nächte gut wegstecken – ist der Schlafentzug allerdings von Dauer und keine Besserung in Sicht, kann die Situation kritisch werden. Wenn Ihr Kind Sie monatelang nachts mehrmals aufweckt oder Sie gar über längere Zeit wach hält, sind Sie tagsüber psychisch wesentlich weniger belastbar und entsprechend schneller gereizt. Denn fortwährender Schlafmangel führt zu einer Verminderung der Gedächtnisleistungen und zu Konzentrationsschwächen. Manche Frauen fühlen sich während der Stillzeit richtiggehend „still-dement".

Haben Sie tagsüber dann nicht die Möglichkeit, Schlaf nachzuholen, weil Sie noch weitere Kinder haben und/oder bereits arbeiten, kommen Sie sehr schnell an Ihre Grenzen.

TIPP

Wie Sie mit dem Schlafentzug leichter fertig werden

○ Nutzen Sie jede Gelegenheit, um Schlaf nachzuholen: Legen Sie sich mit Ihrem Kind hin. Wenn Sie bereits arbeiten, ziehen Sie sich während Ihrer Pause 15 Minuten in Ihr Auto zurück und machen Sie ein Nickerchen. So ein Erholungsschlaf wirkt wahre Wunder!

○ Wechseln Sie sich mit Ihrem Partner ab. Jeder darf am Wochenende einmal lange ausschlafen!

○ Gönnen Sie sich etwas: den Stadtbummel mit der Freundin, ein heißes Bad mit Ihrem Lieblingsgetränk, einen Kinobesuch.

○ Wechseln Sie sich mit Ihrem Partner bei den nächtlichen Einsätzen ab. Schlafen Sie, wenn möglich, dann in einem anderen Zimmer.

○ Gehen Sie möglichst immer eher zeitig als spät schlafen.

○ Wenn Ihr Kind älter als ein Jahr ist und es noch im Elternschlafzimmer schläft, könnte Ausquartieren ins eigene Kinderzimmer eine Option sein. Manche Kinder scheinen besser durchzuschlafen, wenn sie ungestört im Zimmer schlafen.

Im Zustand völliger Erschöpfung, geduldig und liebevoll zu sein, und das auch noch nachts, erscheint manchmal fast unmöglich.

Sie können jedoch schon mit einigen kleinen Handlungen viel dazu beitragen, Ihrem Kind und auch sich selbst einen harmonischen Abend und eine ruhige Nacht zu bescheren. Doch zuvor noch eine kritische Anmerkung zu „Schlaflernprogrammen".

Umstrittene Schlaflernprogramme

Nur wenig polarisiert so sehr wie die Fragen, ob, wann und welche der vielen bekannten Methoden man anwenden soll, um die Schlafprobleme seines Sprösslings zu beheben. Von „kontrolliertem Schreienlassen" oder vom „Ferbern" ist da die Rede.

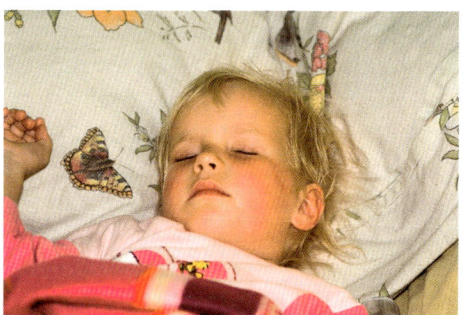

Kinder sollen so lernen, dass Schreien sich nicht lohnt. Allerdings vergießen Kinder wie Eltern viele Tränen dabei.

Denn Sie müssen das Schreien, Rufen und Weinen Ihres Kindes während eines fest definierten Zeitraums in Kauf nehmen und dürfen es dann auch nur während eines ebenfalls festgelegten Zeitschemas trösten. Diese Vorgehensweise muss dann so lange konsequent wiederholt werden, bis das Kind selbstständig wieder einschläft.

INFO

Ferbern

Der umgangssprachliche Begriff „Ferbern" ist auf den Kinderarzt Dr. Richard Ferber zurückzuführen. Er hat Mitte der 1980er Jahre ein Schlafprogramm für Kinder ab einem Jahr entwickelt, das eine Notbremse für völlig übernächtigte, gestresste Eltern darstellen soll. Ferber empfiehlt, das Kind anfangs drei Minuten, dann bis zu 30 Minuten allein (schreien) zu lassen, es erst nach der vorgeschriebenen Zeit zu trösten und wieder aus dem Zimmer zu gehen. Nach spätestens 14 Tagen sollen es dann allein einschlafen können.

Selbst wenn sich Ihr Kind beim Schreien übergeben sollte, dürfen Sie es laut einiger Ratgeber nicht aus dem Bett heben, sondern Sie sollten nur die Wäsche wechseln und mit der standardisierten Methode weiter verfahren.

Einige Autoren haben die „Ferber-Methode" etwas modifiziert und die Schreizeiten auf bis zu 15 Minuten „verkürzt". Damit sei – so die Autoren – die Methode schon für nur sechs Monate alte Babys geeignet, denen so Mahlzeiten ab- und das Durchschlafen angewöhnt werden könnten. Es klingt so simpel – man müsste einfach ein paar Nächte durchhalten und das Kind nach einem bestimmten Behandlungsplan schreien lassen und schon schliefe es durch. Doch ist es wirklich so einfach?

Kein Schlaflernprogramm unter einem Jahr!

Viele Autoren bekannter „Schlafbibeln" empfehlen eine abgeschwächte Form des „Ferberns" ab sechs Monaten. Es ist allerdings so, dass ein Säugling von seiner kognitiven Entwicklung her die Botschaft, die seine Eltern damit vermitteln wollen, gar nicht verstehen und verarbeiten kann. Das logische Denken und die Fähigkeit, aus den Folgen des eigenen Handelns zu lernen, entwickelt sich

erst allmählich. Für Kinder unter einem Jahr ist deshalb eine Verhaltensmodifikation mithilfe der Ferbermethode (o. ä. Programmen) Quälerei.

TIPP

Umgang mit dem Schlafentzug

Manche Eltern schämen sich ihrer ambivalenten Gefühle, die sie überkommen, wenn ihr Kind schon wieder wach wird und nicht wieder einschlafen kann oder will. Das ist verständlich und völlig nachvollziehbar. Sie dürfen wütend und frustriert sein. Es kommt nur darauf an, wie Sie mit Ihrer Wut umgehen: Nehmen Sie sich eine Auszeit, atmen Sie tief durch und machen Sie sich bewusst, dass Ihr Kind gerade nicht anders handeln kann. Am nächsten Morgen sieht die Welt meistens wieder ganz anders aus.

Niemand weiß, was in einem Baby, das keine Resonanz auf sein hilfloses Schreien und Weinen erfährt, vorgeht! Kinder in diesem Alter sind auf die spontane und sofortige Reaktion ihrer Eltern angewiesen. Die Gefahr, das Kind dadurch zu verwöhnen, besteht nicht. Denn ein Baby verfügt nicht über die kognitive Fähigkeit, die Eltern zu manipulieren.

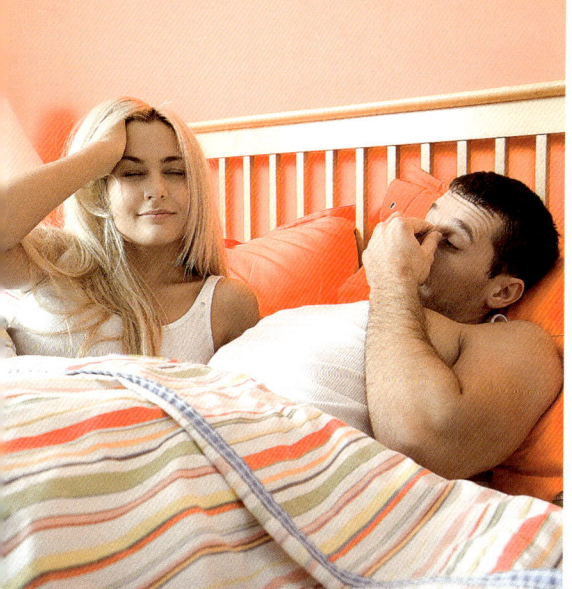

Im Gegenteil: Wenn Sie sofort reagieren, tun Sie viel für die Entwicklung des Urvertrauens und für das Bindungsverhalten Ihres Kindes.

Es stellt sich außerdem die Frage, ob ein sechs Monate alter Säugling wirklich schon durchschlafen können muss. Natürlich wäre es angenehmer für die Eltern – aber ist dies auch das natürliche Verhalten eines Babys?

Schlafen muss gelernt werden

Schlafen zu lernen ist ein geistiger und auch ein körperlicher Entwicklungsprozess, der mit der Ausbildung des Gehirns zusammenhängt. Ein Baby hat aufgrund der höheren Zahl der REM-Phasen einen weniger robusten Schlaf als ein Erwachsener und wacht leichter auf. Das ist von der Natur so gewollt.

Denn nur so merkt das Baby in diesem Moment, dass es beispielsweise Hunger hat oder seine Nase verstopft ist.

Alle Schlafexperten sind sich einig, dass jedes Kind und jedes Schlafproblem höchst individuell sind. Sie müssen als Familie einen Weg finden, der Ihnen zusagt sowie Ihnen und Ihrem Kind entspricht. Anstatt ihm und sich selbst vorgefertigte Schlafprogramme und Behandlungspläne überzustülpen, sind an dieser Stelle eher Kreativität, Mut und Selbstreflexion gefragt.

Trauen Sie sich zu, flexibel auf das Schlafverhalten Ihres Kindes zu reagieren und nicht stereotyp mit einem vorgefertigten Schlafprogramm. Das kann niemals der Individualität jedes Kindes gerecht werden. Lassen Sie sich nicht unter Druck setzen und in ein Schlafprogramm „treiben", obwohl Ihnen der Gedanke eigentlich widerstrebt. Durchschlafen, sauber werden, sprechen lernen – all das kommt mit der Zeit. Wenn es bei Ihrem Kind länger dauert als bei den Kindern Ihrer Freunde, ist das eben so. Geben Sie Ihrem Kind die Zeit, die es braucht, und steigen Sie aus dem Wettbewerb „Deutschland sucht die Supereltern" aus. Das sorgt garantiert für Entspannung.

TIPP

Wichtige Ruhezeiten

Babys und Kinder sind wie Seismografen. Sie haben ein sehr feines Gespür für Stimmungsänderungen in der Familie. Wenn Sie angespannt sind, überträgt sich das unweigerlich auf Ihr Kind und kann ebenfalls zu Durchschlafproblemen führen. Trifft letzteres auf Sie zu, nehmen Sie sich Ruhezeiten, damit Sie mit neuer Kraft in den Familienalltag starten können.

Schlafen lernen ohne Programm

Wenn Sie sich entscheiden, dass Sie eine Gewohnheit Ihres Kindes ändern wollen, können Sie natürlich nicht erwarten, dass es das ohne Weiteres akzeptiert. Egal, wie Sie eine Änderung herbeiführen wollen, Ihr Kind wird in jedem Fall protestieren. Und wohl auch schreien. Trotzdem macht es einen großen Unterschied, wie lange und unter welchen Umständen Sie Ihr Kind weinen lassen, wie alt es ist, ob und wie Sie es bei seinem Weinen begleiten.

Und es gibt sanfte Möglichkeiten, die fast ohne Tränen ablaufen würden, mit denen Sie Ihr Kind beim „Schlafenler-

nen" unterstützen können. Schlaflernprogramme sollten nicht als einzige Methode angesehen werden, ein Kind zum Durchschlafen zu bringen. Es sollte als letztes ausprobiert werden, wenn alle anderen sanften (ernsthaft durchgeführten) Versuche gescheitert sind. Mehr über die Voraussetzungen für ruhige und entspannte Nächte können Sie auf S. 54 ff. lesen.

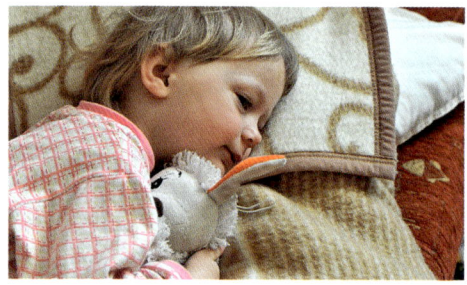

Die Verhaltensmethoden der Schlafprogramme basieren allesamt darauf, dass Eltern das Programm konsequent nach dessen Vorgaben durchführen. Wenn Eltern ihren Kindern aber tagtäglich mit derselben Konsequenz begegnen würden, die sie bei der Durchführung des Behandlungsplans an den Tag legen sollen, wäre dieser gar nicht mehr notwendig. Versuchen Sie also, konsequentes Verhalten in Ihr eigenes Erziehungskonzept zu integrieren – es wird ein Schlaflernprogramm sehr wahrscheinlich überflüssig machen.

TIPP

Unbedingt Schlaflernprogramme?

Alle Schlafprogramme setzen am Kind an. Vielleicht hilft es aber auch, wenn Sie einige Dinge im Alltag, Tagesablauf oder Abendritual ändern? Möglicher weise sind Sie sehr angespannt und genervt, weil Ihr Kind partout nicht schläft. Kinder sind Stimmungs-Seismografen und spiegeln oft die Stimmung der Bezugspersonen oder der Umgebung wider. Vielleicht hilft es, wenn das Kind für einige Zeit jemand anderes ins Bett bringt? Wenn das nicht möglich ist, sorgen Sie gut für sich. Lassen Sie sich ein Bad ein, tun Sie etwas, das Ihnen Spaß macht und wodurch Sie neue Kraft für die nächsten stressigen Monate tanken können!

Schlafen lernen ohne Tränen?

Selbstständig schlafen zu lernen, ohne Tränen zu vergießen, ist in den meisten Fällen wohl ein schöner Wunschtraum. Denn Ihr Kind wird natürlich weinen, wenn es auf eine lieb gewonnene Einschlafhilfe verzichten soll und Sie Schlafgewohnheiten verändern wollen. Unannehmlichkeiten müssen Sie und Ihr Kind aushalten, wenn Sie eine Änderung herbeiführen wollen.

Im Unterschied zu den gängigen „Schlaflernprogrammen" legen die bis S. 74 dargestellten Methoden aber den Fokus auf die Bedürfnisse der Kinder, die je nach Entwicklungsstand auf jeden Fall unterschiedlich sind.

Lassen Sie sich nicht einreden, dass Sie Ihr Kind vielleicht verwöhnen könnten, wenn Sie es sofort trösten und auch tagsüber sofort zu ihm gehen, wenn es schreit. Sie können sicher sein, dass Ihr Kind nicht aus Berechnung schreit oder Sie etwa ärgern will. Es kann in diesem Moment einfach nicht anders, ist verzweifelt und braucht Sie als Stütze und zur Beruhigung.

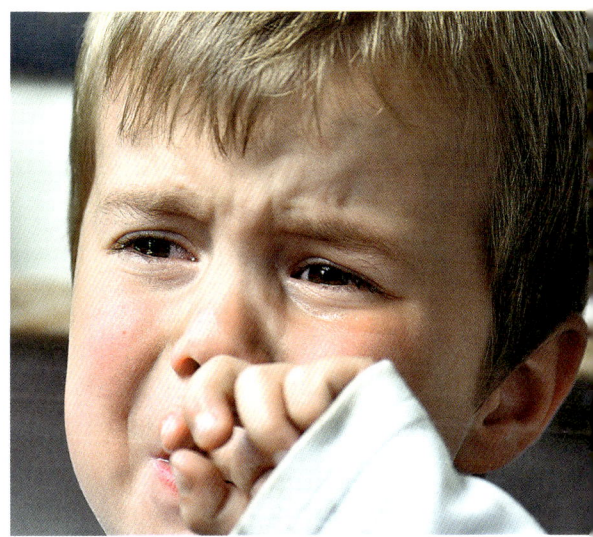

Dem Kind das geben, was es braucht

Die folgenden Aspekte können von Anfang an als Grundlage dienen:

○ Sorgen Sie für eine optimale Schlafumgebung: In einem Schlafsack bei einer Zimmertemperatur zwischen 16 und 18 Grad Celsius – natürlich rauchfrei – ist Ihr Kind für den Nachtschlaf bestens aufgehoben.
○ Signalisieren Sie Ihrem Kind rechtzeitig, dass bald Schlafenszeit ist.
○ Investieren Sie fünf bis zehn Minuten Zeit in ein Einschlafritual: Singen Sie mit Ihrem Kind ein Lied, lesen Sie gemeinsam ein Buch oder machen Sie ein Fingerspiel.
○ Legen Sie Ihr Kind möglichst wach in sein Bettchen. So weiß es, wo es einschlafen wird. Wenn es nachts wach wird, kann es sich sogleich gut orientieren und weiß, dass es in seinem eigenen Bettchen liegt. Wenn das anfangs nicht funktioniert, weil Ihr Kind auf dem Arm oder im Tragetuch einschläft, ist das auch nicht schlimm. Es ist aber sinnvoll, dass Sie eine sich bietende Gelegenheit dazu nutzen.
○ Weint Ihr Kleines, gehen Sie sofort zu ihm und trösten es. Nehmen Sie Ihr Kind aber nicht gleich aus dem Gitterbett; versuchen Sie zuerst, es durch sanftes Zureden und Streicheln zu beruhigen. Sollte das nicht funktionieren, nehmen Sie Ihr Kind einfach auf den Arm und trösten Sie es.
○ Sobald es sich beruhigt hat, legen Sie es wieder in sein Bett zurück.

Steter Tropfen ... einen Satz mit dem Abendritual verankern

Überlegen Sie sich einen Satz, mit dem Sie das Gutenachtritual abschließen. Das könnte vielleicht „Und nun schlaf gut und träum schön!" sein. Sagen Sie nach dem Einschlafritual den Satz ruhig und leise und verlassen Sie danach entschlossen das Zimmer.

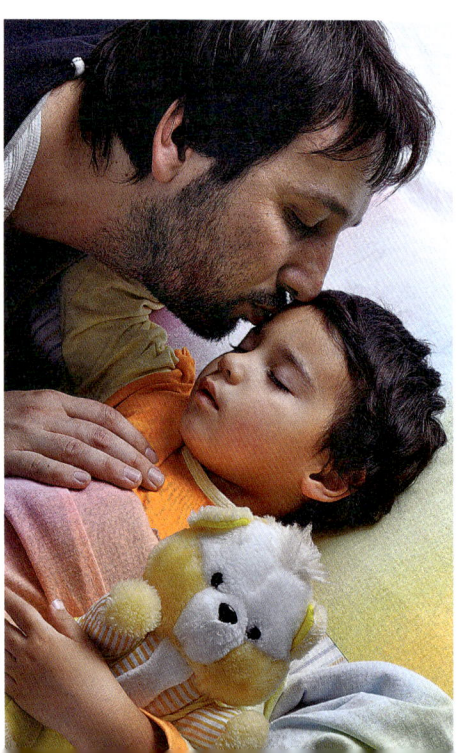

Wenn Ihr Kind protestiert und weint, gehen Sie sofort zu ihm, trösten Sie es und wiederholen Sie den Satz ruhig und bestimmt, nachdem es sich beruhigt hat. Verlassen Sie danach erneut entschlossen das Zimmer.

Wiederholen Sie diese Vorgehensweise, bis Ihr Kind schläft. Nach einiger Zeit fallen ihm schon die Augen zu, wenn es den Satz nur hört. Diese Vorgehensweise ist für Kinder ab einem halben Jahr geeignet und bereitet im Grunde genommen keine weiteren Schwierigkeiten. Außer, dass Ihr Kind anfangs vielleicht so laut schreit, dass es den Satz selbst nicht hören kann. Trösten Sie Ihr Kind zuerst und wiederholen Sie den Satz dann, wenn es Sie wieder hört.

Bleib bei mir

Ab einem Alter von etwa zwei Jahren kann es vorkommen, dass Ihr Kind plötzlich nicht mehr allein einschlafen möchte und fordert, dass Sie seine Hand halten oder bei ihm bleiben, bis es einschläft. Versuchen Sie, die Ursachen herauszufinden und beobachten Sie auch sein Verhalten tagsüber. Leidet es unter Verlustängsten und möchte Sie auch tagsüber nicht loslassen? Gab es eine größere Veränderung im Leben Ihres Kindes? Hat es Angst vor Einbrechern oder Gespenstern?

TIPP

Ein Rückzugsplan könnte so aussehen:
- ○ Hand des Kindes halten
- ○ am Kopfende des Bettes kurz stehen bleiben
- ○ dann am Fußende des Bettes stehen bleiben
- ○ an der Tür stehen bleiben
- ○ aus dem Zimmer hinausgehen, nach etwa einer Minute wieder nach dem Kind sehen und nochmals kurz „gute Nacht" sagen
- ○ wenn nötig, so oft wiederholen, bis Ihr Kind eingeschlafen ist

Ihr Kind wird nicht sofort damit einverstanden sein, dass Sie aus dem Zimmer gehen. Versuchen Sie, es in die Entscheidung, wie der „Rückzugsplan" aussehen könnte, einzubeziehen. Wenn Kinder das Gefühl haben, sie können auch mitbestimmen, sind sie normalerweise viel eher dazu bereit, sich auf neue Situationen einzulassen.

Ungeheuer wegzaubern

Das Alter zwischen drei und fünf Jahren ist ein magisches Alter mit Feen, Rittern, Drachen, Elfen, Hexen: Kinder lieben magische Geschichten. Manchmal geht aber auch die Fantasie mit ihnen durch.

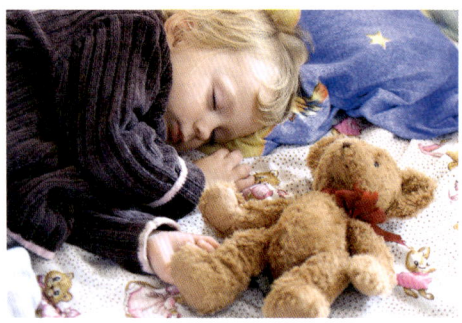

Sie entwickeln plötzlich die Idee, dass ein Ungeheuer in ihrem Schrank säße und deshalb können sie nicht einschlafen. Für Ihr Kind ist das Ungeheuer real! Dies zu ignorieren oder als Unsinn abzutun, hilft also nicht.

TIPP

Zaubersprüche erfinden

Erfinden Sie einen Zauberspruch und sprechen Sie ihn gemeinsam mit Ihrem Kind, z. B.:
Quitsche, Quatsche – Hexendreck: Die Ungeheuer sind jetzt WEG!
Mixen Sie Anti-Ungeheuer-Tropfen an, z. B. mit etwas Lavendelöl, Blüten und Glitzer als Feenstaub. Stellen Sie diese an das Bett oder versprühen Sie die Essenz einmal um das Bett herum, am Fenster und an allen Stellen, die für Ihr Kind eben wichtig sind.

Magischen Erscheinungen begegnet man am besten mit Magie. Wenn Ihr Kind dann von Einbrechern oder Ungeheuern spricht, verzaubern Sie die „Eindringlinge" doch einfach zusammen!

Machtkämpfe vermeiden

Zwischen dem zweiten und dritten Lebensjahr erlebt Ihr Kind Gefühle wie Macht, Überlegenheit und Stärke. Die intellektuellen, sprachlichen und sozialen Kompetenzen entwickeln sich. Das Kind merkt, dass es mit einem „Nein" Reaktionen bei seinen Mitmenschen hervorrufen kann. Oft geht es bei dem „Nein" aber gar nicht um das Zähneputzen, das Zubettgehen oder das Essen, sondern um den Wunsch, mitbestimmen zu dürfen und auch mit zu entscheiden.

Denn das Kind spürt, dass es in den verschiedenen Lebensbereichen immer sicherer wird und möchte diese Kompetenzen auch ausprobieren. In diesem Sinne lässt sich das „Grenzentesten" auch positiv deuten, als Ausprobieren der Freiheit.
Natürlich können Sie Ihr Kind nicht immer grenzenlos gewähren lassen. Manche Regeln müssen eben eingehalten werden, weil es um seine Sicherheit und Gesundheit geht oder weil sie Ihnen selbst wichtig sind.

Trotzdem ist es sinnvoll, mit dem Älter-
werden Ihres Kindes ab und zu bestehende Regeln neu zu hinterfragen und
dann auch Ausnahmen zu gewähren
oder einfach auszutesten, ob es mit
einer neu vereinbarten Regel auch wirklich funktioniert.

Wenn Sie also das Gefühl haben: Jetzt
geht es hier um etwas anderes als Durst,
nicht einschlafen können oder die Angst
vor der Dunkelheit, bleiben Sie gelassen
und eindeutig in Ihrem Verhalten.
Lassen Sie ruhig auch einmal eine Ausnahme zu, um später in Ruhe zu überlegen, ob sich am gewöhnten Einschlafritual oder an einer anderen bestehen-
den Regel etwas ändern muss.

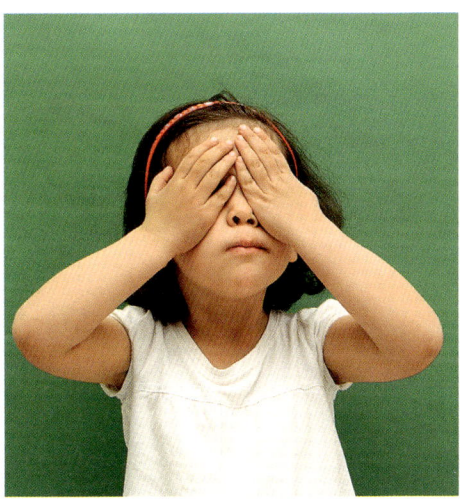

Scheuen Sie sich aber auch nicht davor,
konsequent zu bleiben und die Regeln,
die Ihnen wichtig sind, gegen alle Tob-
suchtsanfälle des Kindes durchzufech-
ten. Bleiben Sie dabei ruhig, auch wenn
es Ihnen schwerfällt.

Manchmal muss man bestimmen
Wenn Sie merken, dass die Situation völlig festgefahren und Ihr Kind eigentlich
müde ist, beenden Sie den Machtkampf
mit einer klaren Botschaft: „So! Jetzt
haben wir genug geredet. Du bleibst
jetzt in deinem Zimmer, weil ich es sage.
Morgen können wir weiterreden".
Manchmal ist das für alle Beteiligten ef-
fektiver und erlösender als lange Über-
zeugungsversuche. Lassen Sie sich nicht
dazu verführen, der Freund oder Kumpel
Ihres Kindes zu sein. Kinder brauchen
eine klare und ernst zu nehmende Autorität, um sich sicher zu fühlen.

„Autorität" hat dabei nichts mit „autori-
tär" zu tun. Denn auch bei einem demo-
kratischen Erziehungsstil ist es wichtig,
dass Sie sich Ihrer Erziehungswerte, die
Sie auf jeden Fall verteidigen wollen, bewusst sind. Sie haben die Richtlinien-
kompetenz – Sie sind die Eltern. Perma-
nentes Verhandeln oder das Gefühl,
stets die Wahl zu haben, überfordert
kleine Kinder.

Ich-Botschaften

Ab einem Alter von drei bis vier Jahren sind Kinder durchaus in der Lage, Gefühle bei sich selbst wahrzunehmen (traurig, müde, ärgerlich, glücklich) und auch bei anderen zu erkennen. Benennen Sie Ihre Gefühle und erklären Sie: „Ich bin wirklich müde und brauche einfach etwas Ruhe. Ich bitte dich deshalb darum, leise zu spielen."

Wichtig ist, dass Sie Ihre Bitte positiv formulieren. Wenn es jeden Abend Theater vor dem Einschlafen gibt, sprechen Sie schon im Vorfeld, z. B. beim Abendessen, Ihre Sorge an. Sagen Sie, wie wichtig Ihnen ein harmonischer und liebevoller Ausklang des Tages ist. Fragen Sie Ihr Kind ruhig, ob es einen Vorschlag hat, damit es diesmal besser klappt. Sie werden sicherlich erstaunt sein, mit welchen kreativen Ideen Ihr Kind zur Lösung des Problems beitragen möchte.

Der Blick von außen

Wenn sich ein für Sie inakzeptables Schlafverhalten ausbreitet, kann es auch hilfreich sein, die Situation mit einem Blick von außen, z. B. durch die Augen eines Nachbarn, zu betrachten. Manchmal findet sich bei einem solchen Perspektivenwechsel die Lösung ganz überraschend und wie von selbst.

TIPP

Durchatmen und die Körperhaltung verändern

Oft hilft auch eine Veränderung der Körperhaltung, um das Kind (und auch sich selbst!) aus der Streitstarre zu lösen. Anstatt sich wie versteinert und wie Kampfhähne gegenüber zu stehen, können Sie sich selbst einmal strecken, das Fenster öffnen und sagen: „Also, ich glaube ich muss jetzt erst mal durchatmen. Du auch?" Sie werden sehen, dass sich alleine dadurch die eigene Stimmung verändert. Die bestehende Anspannung kann sich bei Ihnen und Ihrem Kind lösen!

Die Suche nach der positiven Absicht

Angenommen, Ihr Kind geht ins Bett und ruft Sie immer wieder zu sich. Mal hat es Durst, mal kann es nicht schlafen oder hat schlecht geträumt usw.

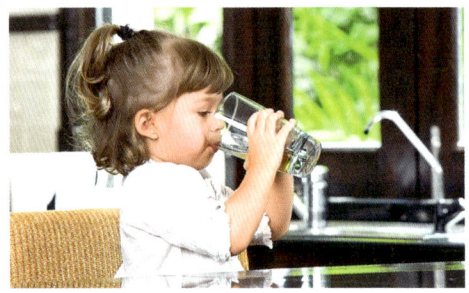

Sie und Ihr Kind erklimmen Stufe um Stufe die Eskalationsleiter, an deren Ende Frust und Wut stehen. Versuchen Sie, es doch einmal anders zu betrachten: Hinter jedem Verhalten steckt eine positive Absicht, auch wenn das Verhalten möglicherweise nicht angemessen ist. Vielleicht braucht Ihr Kind mehr Nähe und kann es nicht anders ausdrücken als auf die Weise, Sie immer wieder zu rufen. Versuchen Sie, die gute Absicht dahinter zu sehen.

Anstatt zu denken „Ständig muss ich bei meinem Kind antanzen!", könnten Sie sich vorsagen: „Heute braucht der Kleine aber besonders viel Nähe." So werden Sie Ihrem Kind mit einem ganz anderen Gefühl begegnen können.

Packen Sie Ihr Kind emotional!

Es ist schwierig, in einer Situation, in der die eigene Hilflosigkeit mit ohnmächtiger Wut Achterbahn fährt, noch überlegt und souverän zu reagieren. Es gelingt sicher nicht immer, aber versuchen Sie, auf Ihr Kind zuzugehen. Kinder, die mitten in einem Wut- oder Trotzanfall stecken, sind rationalen Argumenten oder gutem Zureden häufig gar nicht zugänglich. Sie toben, wollen ihren Willen durchsetzen und die Situation eskaliert meistens immer mehr.

Selbst wenn Sie wollen, kommen Sie aus dieser festgefahrenen Situation ohne Eigeninitiative nicht heraus.

Sie kennen Ihr Kind und spüren, wie es ihm emotional in diesem Moment geht. Versuchen Sie, alle Anfeindungen, Attacken und Schimpftiraden an sich abperlen zu lassen und nehmen Sie nur wahr, wie sich Ihr Kind gerade fühlt und welche Bedürfnisse es hat.

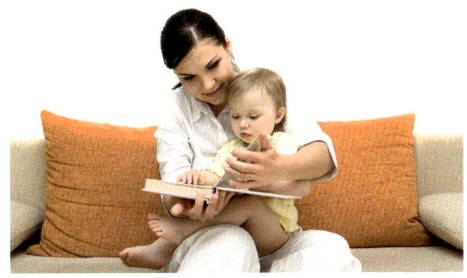

Raus aus der Situation

Eine weitere gute Methode besteht darin, dem Kind einen anderen Vorschlag zu unterbreiten und es hiermit aus dem Zimmer in eine andere Situation zu bringen. Sagen Sie ihm beispielsweise: „Komm, ich glaube, wir waschen jetzt erst einmal dein Gesicht ab. Es ist ja voller Tränen." Dadurch haben Sie die Möglichkeit, liebevollen Körperkontakt herzustellen.

Und damit kann die Eiszeit beendet werden. Wenn Ihr Kind auf den Vorschlag nicht eingehen möchte, akzeptieren Sie das. Fragen Sie vielleicht später noch einmal nach: „Wollen wir nicht doch dein Gesicht abwaschen?"

Sanfte Einschlafhilfen für schöne Träume

In vielen Familien gehört das Vorlesen zum Ritual des Einschlafens dazu. In einer ruhigen Atmosphäre können sich Kinder besonders gut auf die Schlafenszeit einstimmen. Wenn Sie etwas mehr Zeit erübrigen, können Fantasiereisen sowie Massagen eine gute Möglichkeit sein, um das Einschlafen zu erleichtern und für schöne Träume und eine ruhige Nacht zu sorgen!

Homöopathische Hilfe

Wenn bei Ihrem Kind plötzlich Schlafprobleme auftreten, die Sie sich nicht erklären können, kann die Homöopathie helfen. Auch bei Schlafphänomenen wie Nachtangst oder Schlafwandeln kann ein erfahrener Homöopath mit gut gewählten Mitteln Abhilfe schaffen.

Im Folgenden finden Sie einige gängige Mittel, die Sie in jeder Apotheke, die homöopathische Mittel anbietet, rezeptfrei erwerben können. Beachten Sie, dass auch homöopathische Globuli Medikamente sind und von einem kompetenten Therapeuten verordnet werden sollten.

Pulsatilla

Pulsatilla kann in Betracht kommen, wenn Ihr Kind tagsüber sehr anhänglich ist und auch nachts Ihre Nähe sucht oder Schwierigkeiten hat, alleine einzuschlafen. Die Beschwerden bessern sich bei Nähe und Zuwendung.

Lycopodium

Wacht Ihr Kleinkind nachts vermehrt mit Heißhunger auf, obwohl es reichlich gegessen hat, könnte Lycopodium Abhilfe schaffen.

Coffea

Ihr Kind hat tagsüber viel erlebt, ist aufgekratzt und kann schwer abschalten? Dazu kommt vielleicht vermehrtes Schwitzen, das den Körper nicht zur Ruhe kommen lässt. Die Symptome verbessern sich bei Wärme und verschlechtern sich in der Kälte. Dagegen hilft Coffea.

Massagen

Verwöhnen Sie Ihr Kind mit einer kleinen Massage. Sie können die Massage durchaus auch mit einer kleinen Geschichte begleiten (s. S. 38 ff.).

Das genießen v. a. auch ältere Kinder. Erzählen Sie beispielsweise von einem Besuch im Zoo. Massieren Sie den Rücken, während Sie beispielsweise die Tiere mit den Händen imitieren. Fantasie und Einfallsreichtum sind gefragt. Sollte Ihnen selbst keine Geschichte einfallen, nutzen Sie einfach selbst erlebte Situationen, wie Autofahrten, die Ihr Kind dann durch Massagebewegungen spüren kann.

Fingerspiele

Fingerspiele verbinden auf spielerische Art und Weise Rhythmus, Sprache und körperliche Bewegungen. Bei dem Fingerspiel „große Uhren" für jüngere Kinder fassen Sie die Füße und Hände Ihres Kindes mit beiden Händen und wiegen es im Takt sanft auf die linke und dann auf die rechte Körperseite. Dabei sprechen Sie folgenden Reim:
Große Uhren machen:
TICK-TACK, TICK-TACK.
Kleine Uhren machen: TICK-TICK, TACK-TACK, TICK-TICK, TACK-TACK
und die kleinen Taschenuhren machen
TICKE-TACKE, TICKE-TACKE
(Lassen Sie die Stimme am Schluss etwas höher werden.)
Und die Kuckucksuhr macht: Kuckuck, Kuckuck! (Dabei sehen Sie Ihr Kind durch seine Beinchen an.) *Und der Wecker, der macht DRRRRINNNGG!* (Hierbei machen Sie erst mit der Hand eine drehende Bewegung, und bei „Dring!" kitzeln Sie das Kind sachte.) *Und die Sanduhr* (dabei Stimme leise werden lassen) *die macht Schschsch!* (Dabei streicheln Sie abwechselnd mit der linken und rechten Hand diagonal von der Schulter über den Bauch zur Hüfte).

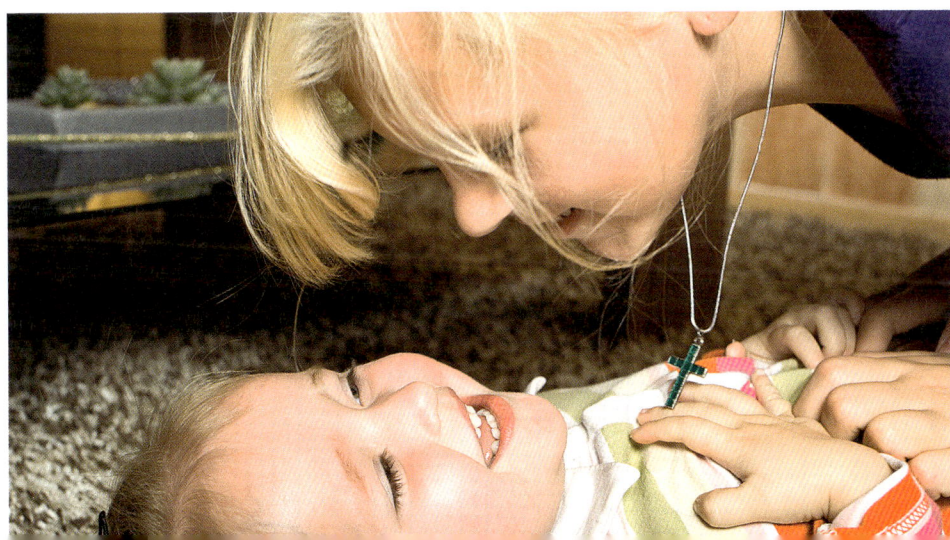

Fantasiereisen

Fantasiereisen sind mit ihren Ruhebildern besonders geeignet, Ihr Kind vom aktiven Tagesgeschehen in die Entspannung zu führen. Wenn es bisher noch keine Erfahrungen mit Fantasiereisen hat, wählen Sie eine solche, die die Bilder sehr detailliert beschreibt. Später reicht es, dem Kind genügend Zeit zu geben, sich die Bilder in Gedanken selbst auszumalen und mit eigenen Gerüchen, Geräuschen und Bildern zu füllen. Erwarten Sie zu Beginn keine Wunder! Fantasiereisen können anfangs sehr ungewohnt sein, da sie sich mit den Ruheelementen ganz entscheidend von Gutenachtgeschichten mit einem Spannungsbogen unterscheiden. Mit der Zeit werden Sie aber merken, wie sich Ihr Kind entspannen kann.

Achten Sie auf folgende Punkte, damit Ihre Fantasiereise gelingt:

❍ Sorgen Sie für eine ruhige und entspannte Atmosphäre vor und während der Fantasiereise.

❍ Wenn Ihr Kind keine Lust auf eine Fantasiereise hat, lassen Sie es. Die Teilnahme und wie weit Ihr Kind mitgehen möchte, sollte immer auf Freiwilligkeit beruhen.

❍ Sprechen Sie ausgesprochen langsam und mit langen Pausen (= ⧗), in denen Ihr Kind Bilder vor seinem geistigen Auge entstehen lassen kann.

❍ Achten Sie auf altersgemäße Geschichten und Bilder.

❍ Versuchen Sie, die Geschichte auswendig zu lernen. Sie wird dann auch für Ihr Kind ganz anders wirken als eine vorgelesene Geschichte.

Bruno, der kleine Bär – eine wundervolle Fantasiereise

„Ich erzähle dir heute die Geschichte von Bruno, dem kleinen Bären. Bruno hat ein ganz weiches, ⧗ braunes Fell und eine lustige schwarze Nase. Bruno hat heute mit seinen Freunden gespielt (an dieser Stelle können Sie die Aktivitäten Ihres Kindes aufzählen) ... und ist deshalb ganz schön müde. Also krabbelt er in seine Höhle und legt sich auf sein weiches Bettchen. Es ist mit hellgrünem Moos und bunten Blättern ausgepolstert. ⧗ Da möchte Bruno sich gerne hineinlegen. Er kuschelt sich in das Moos und in die Blätter, bis nur noch seine schwarze Nasenspitze herausschaut. Wie gemütlich das ist. ⧗⧗ Er gähnt laut und schon bald beginnt er, ruhig und gleichmäßig zu atmen. Ein ⧗ und aus, ⧗ ein ⧗ und aus. ⧗⧗ Beim Atmen wird sein Bauch mal ganz rund und groß, dann wieder flach. ⧗⧗ Sicher und geborgen liegt Bruno in seiner Höhle. ⧗

Bruno fallen die Augen ganz von allein zu und er träumt von großen Honigtöpfen und saftigen Wiesen. 💤 *Und nun träum auch du etwas Schönes. Vielleicht triffst du den kleinen Bären? Schlaf gut."*

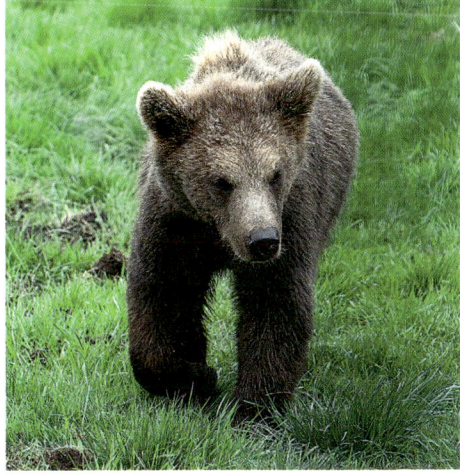

Natürlich können Sie auch eigene Geschichten erfinden, die Sie auf die individuellen Bedürfnisse Ihres Kindes abstimmen. Hier noch einige Ideen für Imaginationen:

❍ mit einem Luftballon über Wiesen und Wälder fliegen
❍ mit einer Meeresnixe die Unterwasserwelt entdecken
❍ mit einem Vogel mitfliegen
❍ wie ein Schmetterling von Blume zu Blume flattern

Modifizierte Schlaflernprogramme

Und wenn alles nichts hilft? Dann und nur dann können Sie den Gedanken durchspielen, ein Schlafprogramm wie die „Tür-auf-Tür-zu-Methode" oder die „Freiburger Sanduhrmethode" anzuwenden. Bedenken Sie aber dabei, dass auch die etwas modifizierten Schlafprogramme Sie und Ihr Kind außerordentlich belasten können.

Allgemein sollten Sie bei „Schlaflernprogrammen" Folgendes beachten und bedenken:

❍ Warten Sie mit einem „Schlaflernprogramm" auf jeden Fall, bis Ihr Kind mindestens ein Jahr alt ist.
❍ Konsultieren Sie zunächst einen Kinderarzt oder eine Erziehungsberatungsstelle und lassen Sie sich wegen der Schlafprobleme Ihres Kindes beraten. Möglicherweise finden Sie im Gespräch noch andere Möglichkeiten, um wieder einmal eine Nacht durchzuschlafen.
❍ Es sollten keine organischen oder seelischen Ursachen für die Schlafprobleme vorliegen. Wenn Sie das Programm starten, muss Ihr Kind körperlich und seelisch gesund sein.

Fantasiegeschichte zum Einschlafen

Mit etwas älteren Kindern, die auch schon an Entspannungsgeschichten gewöhnt sind, können Sie diese Geschichte versuchen. Sie lässt dem Zuhörer mehr Freiraum, die Bilder mit eigenen Gedanken zu füllen. An den Pausenstellen (⌛) sollten Sie eine (der Anzahl der Pausenzeichen entsprechend lange) Sprechpause einlegen.

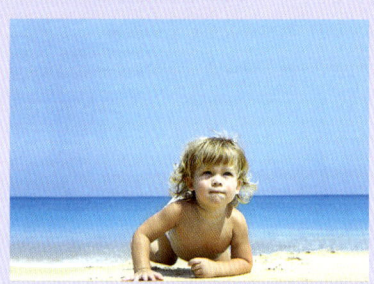

Spaziergang am Strand – eine Fantasiereise

„Du gehst an einem Strand spazieren. Vielleicht kennst du den Strand ja schon, vielleicht bist du das erste Mal dort. ⌛ Sieh dich am Strand um. Dein Blick schweift über den Sand, ⌛ den Himmel, ⌛ das Meer. ⌛⌛⌛ Was siehst du? ⌛⌛⌛ Spüre den warmen Sand unter deinen Füßen. ⌛⌛⌛ Kannst du das Meer riechen? ⌛⌛ Du hörst das Meer rauschen und siehst, wie die Wellen zum Strand hinrollen und wieder zurück ins Meer fließen. ⌛⌛

Du atmest ein ⌛ und aus ⌛ – ganz gleichmäßig. ⌛⌛⌛ So, wie die Wellen des Meeres zum Ufer rollen und wieder zurück ins Meer fließen. ⌛⌛⌛ Du atmest ein, wenn eine Welle ankommt ⌛ und atmest aus, wenn sie wieder zurückfließt. ⌛⌛⌛⌛ Du atmest im Rhythmus der Wellen. ⌛⌛

Du bist ganz entspannt und ruhig. ⌛ Die Sonne scheint auf deine Haut und wärmt dein Gesicht, ⌛ deinen Bauch und ⌛ deine Beine. ⌛⌛ Vielleicht kommen dir Gedanken in den Kopf – schicke sie einfach weiter und gib sie den Wellen mit. ⌛⌛⌛ Du atmest ruhig ein und aus. ⌛ Du merkst, wie müde du bist. ⌛⌛ Du legst dich an den Strand in den warmen, weichen Sand. ⌛⌛ Wie angenehm das ist, im Sand zu liegen, warm und weich. ⌛⌛ Du hörst das Meer rauschen, ⌛ die Sonne wärmt deinen Körper. ⌛ Du atmest ruhig und gleichmäßig ⌛ ein ⌛ und aus. ⌛ Deine Augen fallen zu und du kannst ruhig einschlafen. ⌛⌛ Gute Nacht und gute Träume."

○ Die Beziehung zu Ihnen muss ungestört sein, die Bindung stabil. Im Um-
feld des Kindes sollten keine größe-
ren Veränderungen anstehen oder
passiert sein.

○ Wird Ihr Kind während der Behand-
lung krank, brechen Sie das Programm sofort ab. Hat es auch tagsüber Probleme, sich von Ihnen zu
lösen und leidet es unter Trennungsangst, sollten Sie das Programm auf
keinen Fall durchführen.

○ Schlaflernprogramme warten manchmal mit beeindruckenden Erfolgszah-
len auf. Trotzdem sind sie kein Allheil-
mittel. Sie sind nicht für jedes Kind,
nicht in jeder Situation und auch
nicht für alle Eltern der richtige Weg.

○ Überlegen Sie sich genau, ob Sie
Ihrem Kind und sich selbst diese
Belastung zumuten wollen, und ob
Sie das Schreienlassen auch gemein-
sam durchhalten können.

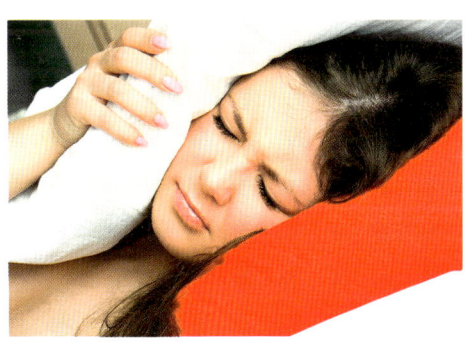

○ Haben Sie wirklich alle anderen sanften und tränenlosen Möglichkeiten
ausprobiert? Häufig reichen ein konsequentes Verhalten und ein bisschen
Geduld aus, um belastende Schlafgewohnheiten auf wesentlich sanfte-
re Weise zu ändern. Nur wenn die
Schlafprobleme Ihres Kindes nach wie
vor so schwerwiegend sind, dass dringend etwas geschehen muss, sollten
Sie ein Schlaflernprogramm erwägen.

Tür-auf-Tür-zu-Methode

Als Notinstrument kann die „Tür-auf-
Tür-zu-Methode" manchmal geeignet
sein. Allerdings sollte sie eine Ausnahme
bleiben und nur angewendet werden,
wenn Sie ganz sicher sind, dass Ihr Kind
auch versteht, was Sie tun. Auf keinen
Fall darf diese Methode bei Kindern
unter drei Jahren angewendet werden.

*Noah, fünf Jahre alt, wachte oft in den
frühen Morgenstunden gegen vier oder
fünf Uhr auf und durfte dann eigentlich
immer, wenn er wollte, zu seinen Eltern
ins Ehebett krabbeln. Mit der Zeit wurde
es immer früher und er war nun schon
regelmäßig gegen Mitternacht im Ehebett. Die Eltern schliefen zunehmend
schlechter und wollten an der Situation
etwas ändern. Sie erklärten Noah, dass
es ihnen die ganze Nacht lang zu eng sei.*

In Zukunft dürfe er erst wieder morgens kommen. Im Grunde genommen klappte es ganz gut. Er wurde zwar wach und rief nach seiner Mama, ließ sich aber immer schnell mit einem Schlaflied beruhigen. Doch ab einem bestimmten Zeitpunkt – wann genau konnten die Eltern nicht sagen – dauerte es immer länger, ihn zu beruhigen. Häufig artete es in eine Diskussion aus. Eines Nachts flippte Noah schließlich völlig aus und wollte partout nicht in seinem Bett bleiben. Er drohte, so laut zu schreien, dass alle aufwachen würden und stieß wüste Beschimpfungen aus. Wann immer seine Mama das Zimmer verließ, stieg er aus seinem Bett, kam aus seinem Zimmer und schrie im Flur herum. Seine Mama brachte ihn zurück ins Bett und das Spielchen wiederholte sich.

Irgendwann hatte seine Mama genug, insbesondere, weil sich Noah nach Leibeskräften wehrte und sie ihn recht fest anpacken musste, wenn sie ihn zurück ins Bett trug. Also erklärte sie ihm, dass sie die Tür zumachen werde, weil er so herumschreie und alle aufwecke. Noah tobte, öffnete die Tür und schrie wieder herum. Seine Mama brachte ihn wieder ins Bett und sagte diesmal: „Ich möchte nicht, dass hier jeder wach wird. Deshalb halte ich die Tür jetzt zu, solange du davor stehst. Wenn du in deinem Bett bleibst und ruhig mit mir redest, mache ich sie wieder auf."

Noah trat gegen die Tür und schrie umso lauter herum. Seine Mama öffnete kurz die Tür, wiederholte ihre Vorgehensweise und hielt die Tür wieder zu. Nach etwa zehn Minuten kam eine wütende Stimme aus dem Zimmer: „ICH SITZE JETZT IM BETT! KANNST AUFMACHEN! UND ICH WILL ZU EUCH!!!" Die Mama öffnete die Tür und sagte: „Gut, dass du im Bett sitzt aber du schreist immer noch herum." Sie machte die Tür wieder zu. Es ging noch etwa zwei Minuten hoch her, dann kam ein „Mama? Ich habe mich beruhigt." Die Mutter ging ins Zimmer, sang für Noah noch ein Gutenachtlied und ihr Sohn schlief selbstständig ein. In den darauffolgenden Nächten wachte er deutlich seltener auf und ließ sich mit einem Lied wieder in den Schlaf singen.

In diesem Beispiel hat Noah die direkten Folgen seines Verhaltens gespürt und gemerkt, dass er beeinflussen konnte, ob die Tür auf blieb oder geschlossen wurde. Das führte dazu, dass er sich beruhigen konnte. Insofern war die Methode hier effektiv. Doch was war die Ursache für Noahs auffälliges Verhalten? Weshalb suchte er nachts immer häufiger die Nähe seiner Eltern?

WIE KLEINKINDER GUT SCHLAFEN

Diese Frage bleibt unbeantwortet, weshalb eine derartige Methode tatsächlich nur als allerletztes Mittel durchgeführt werden sollte.

Wichtig ist außerdem, dass das Kind immer das Gefühl hat, dass es – trotz seines für seine Eltern inakzeptablen Verhaltens und trotz der sehr massiven erzieherischen Maßnahme – angenommen und respektiert wird. Senken Sie daher bewusst die Stimme und verzichten Sie auf Anschuldigungen und Vorwürfe. Teilen Sie Ihrem Kind ruhig und präzise mit, wie Sie es und die Situation erleben und sagen Sie ihm genau, was Sie von ihm erwarten. Nur so kann es in seiner Verzweiflung verstehen und entsprechend reagieren.

Die Freiburger Sanduhrmethode

Auch die „Freiburger Sanduhrmethode" basiert auf dem Ferber-Konzept, wurde aber vom Kinder- und Jugendpsychiater Dr. Ulrich Rabenschlag hinsichtlich der zu akzeptierenden Schreizeiten modifiziert. Da er die maximale Wartezeiten von neun Minuten vorsieht, wird diese Methode sanfter als andere Methoden bewertet, die 15 Minuten und mehr ansetzen. Doch auch neun Minuten können sowohl für die Eltern als auch für das Kind extrem lang sein und werden. Diese Behandlungsmethode wird frühestens ab dem Alter von einem Jahr empfohlen. Insofern hebt Dr. Rabenschlag sich mit seiner Methode auch deutlich von den Autoren Annette Kast-Zahn und Dr. med. Hartmut Morgenroth (*Jedes Kind kann schlafen lernen*) ab, die bereits sechsmonatige Säuglinge dem Behandlungsplan unterziehen.

Voraussetzungen für die Sanduhrmethode nach Dr. Rabenschlag

Wird die Sanduhrmethode in Erwägung gezogen, müssen nach Rabenschlag folgende Aspekte beachtet werden:

❍ Sie darf frühestens bei zwölf Monate alten Kindern angewendet werden.
❍ Sie darf nur in Ausnahmefällen und auch nur als eine Notlösung angewendet werden.
❍ Sie darf nur nach einer kinderärztlichen Konsultation bzw. wenn Ihr Kind auch sicher vollkommen gesund ist, angewendet werden. Das Kind darf nicht unter Trennungsangst leiden.
❍ Beide Eltern müssen sich bezüglich der Durchführung der Methode einig geworden sein.
❍ Die Methode darf nur angewendet werden, wenn Sie sich zutrauen, das Ganze, wenn nötig auch zwei oder drei Wochen lang, konsequent durchzuziehen.

Dr. Rabenschlag hat die durch Schlafentzug gestressten Eltern – insbesondere die Mütter – im Blick, wenn er vorerst folgende Schritte vorschlägt:

1. Schritt: Sorgen Sie für Schlaf. Schlafen Sie tagsüber und wechseln Sie sich mindestens zweimal pro Woche mit Ihrem Partner bei der „Nachtschicht" ab.
2. Schritt: Sorgen Sie für regelmäßige Auszeiten, in denen Sie ohne Kind nur etwas für sich tun. So lassen sich die nächtlichen Eskapaden und Schlafprobleme Ihres Kindes leichter ertragen und machen möglicherweise auch die Durchführung der Sanduhrmethode überflüssig. Allein an den Voraussetzungen (s. S. 81) erkennen Sie, dass es sich eben nicht um eine Methode handelt, die man mal eben leichtfertig durchführen kann oder zum Standard-Schlafprogramm erheben sollte. Sie gilt wirklich nur als Notlösung für überforderte Eltern, um Schlimmeres zu verhindern, nämlich Misshandlung, Schütteln des Babys, unkontrolliertes Schreienlassen und Ähnliches.

Auch wenn diese Methode ausdrücklich nicht von diesem Ratgeber empfohlen wird, kann sie in Ausnahmefällen für die Eltern von Kindern ab einem Jahr hilfreich sein. Die Orientierung an einem „Behandlungsplan" mit festen Trost- und Schreizeiten erleichtert es den Eltern durchzuhalten. Deshalb finden Sie im Folgenden, neben weiteren kritischen Anmerkungen, eine Kurzbeschreibung.

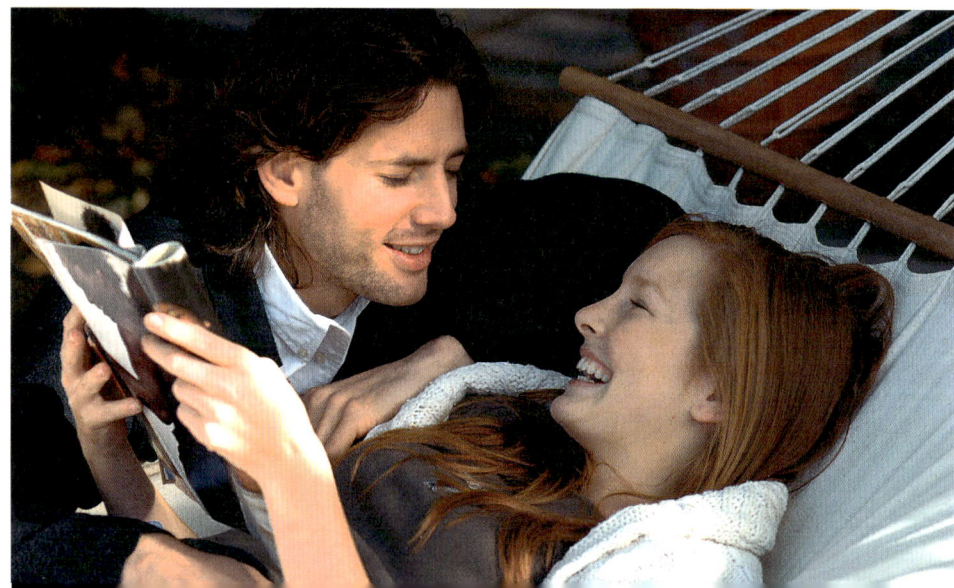

Die modifizierte Freiburger Sanduhrmethode

Eltern, die nach dieser Methode vorgehen wollen, sollen Ihr Kind nach einem ruhigen und harmonischen Einschlafritual zum Einschlafen in das Bett legen. Das Zimmer sollte abgedunkelt sein, ein kleines Licht sollte aber noch brennen. Das Zimmer wird verlassen, auch wenn das Kind nun alle Register zieht und weint oder tobt. Nach drei Minuten (wenn die Sanduhr einmal durchgerieselt ist) soll die Bezugsperson zurückkommen. Das Kind wird drei Minuten lang getröstet und beruhigt, aber nicht aus seinem Bett genommen.

Danach entfernt sich die Bezugsperson erneut und kommt erst nach sechs Minuten ins Zimmer zurück. Es erfolgt eine erneute „Tröste-Zeit" von maximal drei Minuten. Normalerweise schreien sich die Kinder müde. Wenn nicht, soll die Prozedur wiederholt werden, bis das Kind eingeschlafen ist. Das kann schon einmal eine Stunde dauern, v. a. in der ersten Nacht. In den darauf folgenden Nächten steigern sich die Schreizeiten erst auf sechs Minuten am zweiten Tag und dann auf bis zu neun Minuten ab dem dritten Tag. Dies ist für Dr. Rabenschlag eine Zeitspanne, die für Eltern und Kind gerade noch (!) zumutbar ist.

Sollte sich auch nach neun Tagen keine Besserung eingestellt haben, schlägt Rabenschlag eine Behandlungspause vor. Es ist unbestritten, dass „Schlafprogramme" dieser Art mit ihren strikten Behandlungsplänen in vielen Fällen erfolgreich sind und selbst unter einem Jahr alte Babys das erwünschte Verhalten (z. B. Einschlafen ohne Einschlafhilfe) nach etwa sechs bis 14 Tagen zeigen. Davon zu sprechen, dass das Kind durch sie LERNT, nicht mehr zu schreien, ist allerdings nicht korrekt. Allenfalls könnte man von Konditionierung sprechen. Denn Lernen setzt Einsicht voraus, ebenso wie Verstehen und die Fähigkeit, das Gelernte in bereits existierendes Wissen einzuordnen.

Eher könnte man von Gewöhnung sprechen. Eine Gewöhnung daran, dass eben niemand kommt, egal, wie lange man schreit. Die Frage ist, ob Sie wollen, dass sich Ihr Kind daran gewöhnt, und diese gefühlte Hilflosigkeit in seinen Erfahrungsschatz aufnimmt?

Schließlich dient Schreien als Aufforderung an die Eltern, das subjektiv in Not geratene Kind wahrzunehmen und alles zu tun, um ihm zu helfen. Wenn Sie nicht reagieren, verstärken Sie seine Verzweiflung und Panik.

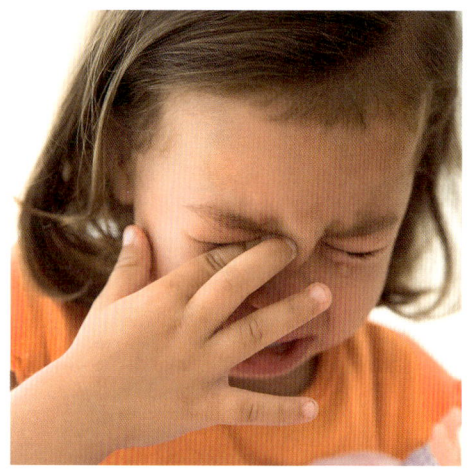

Ihr Sprössling kennt nur das Hier und Jetzt. Er besitzt keinerlei Frustrationstoleranz oder die Fähigkeit, einzusehen, dass er noch ein bisschen warten kann, bis seine Bedürfnisse befriedigt werden. Diese Fähigkeit entwickelt sich frühestens im zweiten Lebensjahr, ebenso wie ein Gefühl für Zeit. Es kann deshalb nicht oft genug wiederholt werden: „Schlaflernprogramme" sind nichts für Kinder unter einem Jahr. Wenn Sie sich nach reiflicher Überlegung zu einem Verhaltenstraining nach der „Freiburger Sanduhrmethode" entschließen, können Sie nach dem offiziellen Zeitschema vorgehen. Sie können die Zeiten aber auch nach unten hin korrigieren, z. B. immer nach einer oder zwei Minuten zu Ihrem Kind gehen.

Ob dieses Vorgehen tatsächlich „sanfter" oder akzeptabler ist, sei dahingestellt. In jedem Fall müssen Sie und Ihr Kind das Schreien dann weniger lang aushalten als bei anderen Ansätzen.

TIPP

Schlafprotokolle

Vielleicht sind Ihnen die Sätze „Mein Kind ist nur am Schreien!" oder „Mein Kind schläft eigentlich nie durch!" schon einmal in den Sinn gekommen. Es ist ganz natürlich, dass man die Dinge weniger distanziert und objektiv sehen kann, wenn man mitten in der Situation steckt. Hier kann das Führen eines Schlaf- oder Schreiprotokolls Abhilfe schaffen. Tragen Sie über einen Zeitraum von mindestens sieben Tagen ein, wann Ihr Kind schreit, schläft, vergnügt spielt oder isst. Anhand des ausgefüllten Schlafprotokolls lassen sich Schlafprobleme leichter diagnostizieren und analysieren. Vielleicht erkennen Sie ein Muster, das sich schnell beheben lässt oder Sie sehen, dass sich das Schreiverhalten tatsächlich in Grenzen hält. Im Anhang (s. S. 94) finden Sie ein Schlafprotokoll-Muster zum Ausfüllen für den Schlaf von Kleinkindern.

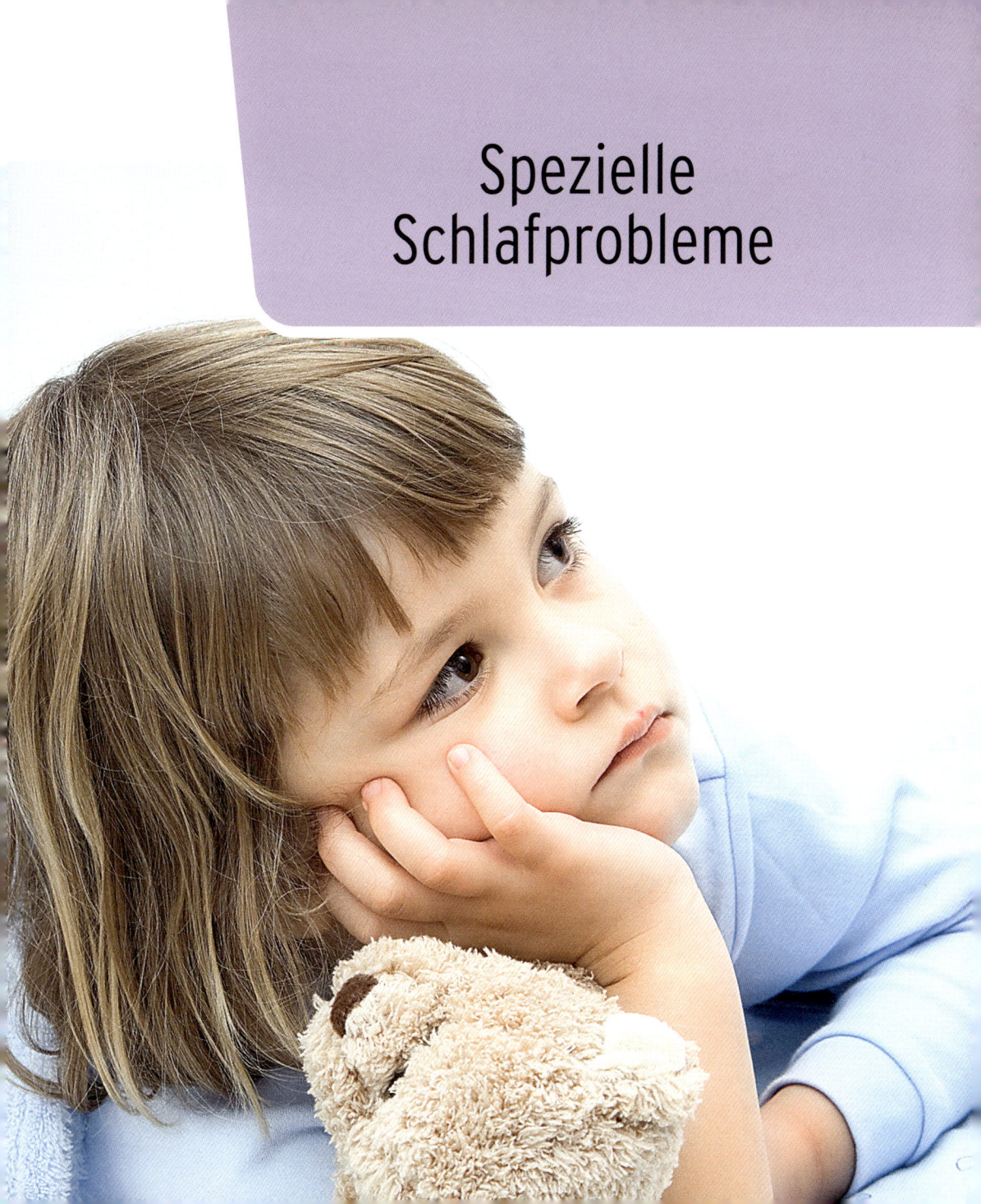

Spezielle Schlafprobleme

Anzeichen schwerwiegender Schlafprobleme

Im Normalfall lernen Kinder in den ersten beiden Lebensjahren das Durchschlafen ganz von allein. Allerdings können sich Gewohnheiten einschleichen, die sich als Einschlaf- oder Durchschlafstörungen manifestieren.

Schlafprobleme bei Babys erkennen

Von einer Schlafstörung bei Babys spricht man erst dann, wenn ein Kind ab sechs Monaten mindestens vier Nächte pro Woche dreimal oder häufiger aufwacht, wenn es im Schnitt länger als 20 Minuten wach ist, und wenn es nur mithilfe der Eltern wieder einschlafen kann. Wenn sich die Schlafstörung nicht mit den beschriebenen Methoden beheben lässt, sollten Sie einen Kinderarzt zurate ziehen.

Schlafprobleme bei Kleinkindern erkennen

Wenn Sie das Gefühl haben, Ihr Kind sei tagsüber plötzlich unkonzentriert, müde, traurig oder auch motorisch überaktiv und besonders aggressiv, könnte es daran liegen, dass es zu wenig Schlaf bekommt. Gerade bei älteren Kindern bekommen die Eltern manchmal gar nicht mit, dass ihr Kind zu wenig oder schlecht schläft. Sie sollten schnell reagieren, wenn Sie es dann bemerken, da zu wenig Schlaf die Entwicklung und das Wachstum beeinträchtigen kann. Lassen Sie sich unbedingt von einem Kinder- oder Hausarzt beraten.

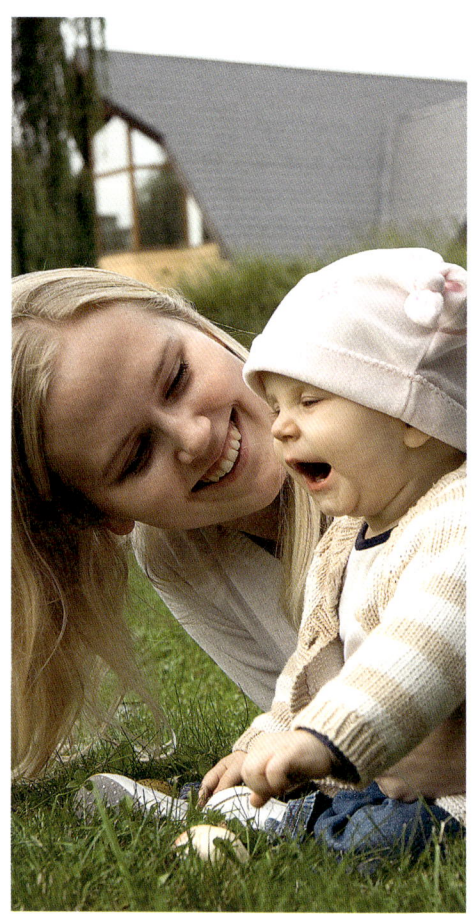

Vielleicht ist ein Gespräch mit einer Erziehungsberatungsstelle ebenfalls eine große Hilfe. Ein Blick auf Schlafgewohnheiten und die Familiensituation von außen kann helfen, Probleme zu erkennen und sie schnell zu beheben.

Hilfe bei besonderen Schlafstörungen

Neben den „hausgemachten" Schlafstörungen können bei Kindern durchaus andere Schlafphänomene wie Zähneknirschen (s. S. 92), Schlafwandeln (s. S. 88) oder eine Schlaf-Apnoe (s. S. 93) auftreten. Die meisten Schlafstörungen sind harmlos und entwicklungsbedingt. Im Folgenden finden Sie einige Schlafstörungen und ihre Ursachen sowie Möglichkeiten, um mit ihnen besser umzugehen.

Verzögertes Einschlafen

Verzögertes Einschlafen tritt v. a. bei Kindern ab sechs Jahren auf. Damit ist nicht gemeint, dass sie nicht einschlafen wollen, sondern es tatsächlich nicht können. Wie Erwachsene liegen auch sie im Bett und können nicht abschalten, weil unbewältigte Themen oder Ängste sie quälen. Während Kindergartenkinder häufig Angst vor Ungeheuern oder Einbrechern haben, ängstigen sich Schulkinder oft vor der Dunkelheit. Nehmen Sie die Angst ernst!

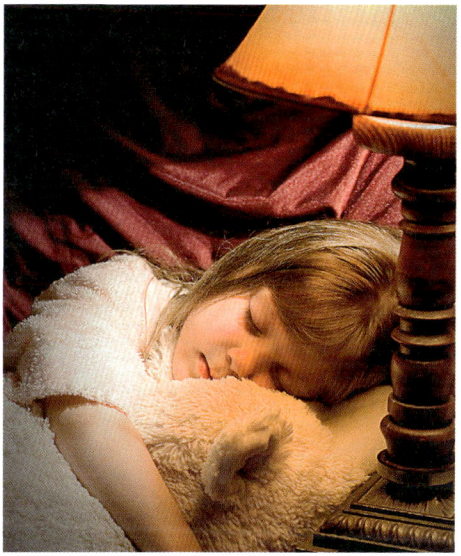

Sorgen Sie für eine kleine Schlummerlampe und eine vertraute Schlafumgebung für Ihr Kind.

Dann fühlt sich Ihr Kind nicht ganz so allein und schutzlos. Auch ein Kuscheltier kann helfen. Dauern die Einschlafprobleme an, sollten Sie herausfinden, was Ihr Kind möglicherweise bedrückt: Schul- oder Freizeitstress, Ärger mit den Freunden oder Versagensängste können die Ursache für die Einschlafstörung sein. Nehmen Sie den Tagesablauf und auch die abendliche Routine Ihres Kindes unter die Lupe – auch für Grundschulkinder sind Rituale, und die Gewohnheit, dass sie liebevoll ins Bett gebracht werden, außerordentlich wichtig.

Wenn Ihr Kind trotz aller Maßnahmen immer noch sehr lange zum Einschlafen braucht, liegt es aber vielleicht auch daran, dass es einfach nicht so viel Schlaf benötigt. Testen Sie für einige Tage eine spätere Schlafenszeit. Wenn Ihr Kind am nächsten Tag trotzdem ausgeschlafen und fit ist, braucht es einfach weniger Schlaf.

Schlafwandeln

Schlafwandeln ist im Prinzip eine Aufwachstörung, weil das schlafende Kind nicht vollständig aus dem Tiefschlaf erwacht. Dabei wirkt es so, als wäre das Kind munter, da es durchaus logische und folgerichtige Dinge tun kann, z. B. sich ein Müsli machen, die Schuhe anzie-

hen und aus dem Haus gehen. In diesem Zustand ist Ihr Kind nur sehr schwer aufzuwecken. Sie sollten es auch nicht tun, denn womöglich erschrickt es beim Aufwachen, fällt hin und verletzt sich. Stattdessen genügt es, wenn Sie es sanft an der Hand nehmen und zum Bett zurückbegleiten.

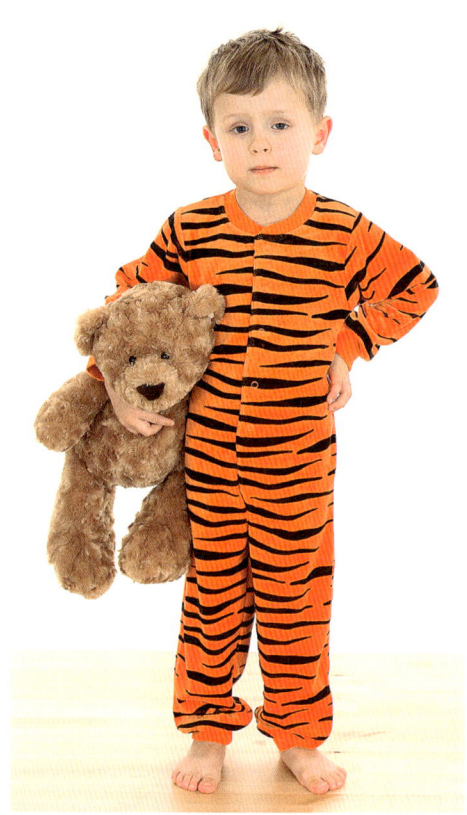

Gutenachtlied

Ein wunderbares Ritual, um Ihr Kind zu beruhigen und ihm zu signalisieren, dass es nun Zeit zum Schlafengehen ist, sind Gutenachtlieder. Diese können Sie Ihrem Kind leise vorsingen, dabei können Sie auch Ihren Partner gern mit einbeziehen. Manchmal reicht auch nur das Summen der Melodie aus, um Ihr Kind selig einschlummern zu lassen. Bei Ihrer Stimme fühlt es sich geborgen und es kann die Zeit, die Sie ihm regelmäßig vor dem Einschlafen widmen, auch mit speziellen Kuscheleinheiten besonders genießen.

Weißt du, wie viel Sternlein stehen?

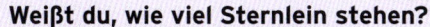
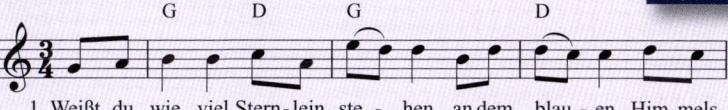
1. Weißt du, wie viel Stern-lein ste - hen an dem blau - en Him-mels-

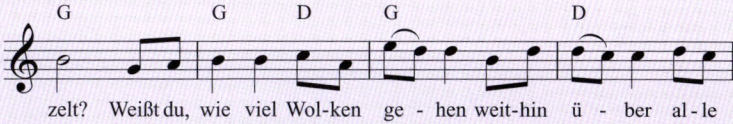
zelt? Weißt du, wie viel Wol-ken ge - hen weit-hin ü - ber al-le

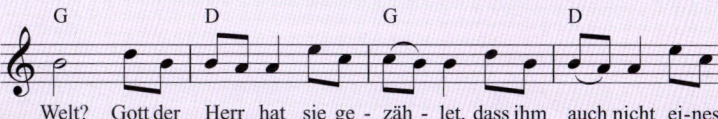
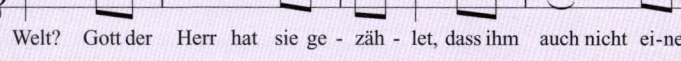
Welt? Gott der Herr hat sie ge - zäh - let, dass ihm auch nicht ei-nes

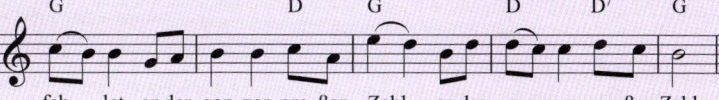
feh - let an der gan-zen gro-ßen Zahl, an der gan-zen gro-ßen Zahl.

2. Weißt du, wie viel Mücklein spielen
in der hellen Sonnenglut?
Wie viel Fischlein auch sich kühlen
in der hellen Wasserflut?
Gott, der Herr, rief sie mit Namen,
dass sie all ins Leben kamen,
|: dass sie nun so fröhlich sind. :|

3. Weißt du, wie viel Kinder frühe
stehn aus ihrem Bettlein auf?
Dass sie ohne Sorg und Mühe
fröhlich sind im Tageslauf?
Gott im Himmel hat an allen
seine Lust, sein Wohlgefallen,
|: kennt auch dich und hat dich lieb. :|

Erfahrungsgemäß ist der Höhepunkt des Schlafwandelns mit elf oder zwölf Jahren erreicht und flaut danach wieder ab. Treffen Sie Sicherheitsvorkehrungen, wenn Ihr Kind zu nächtlichen Spaziergängen neigt. Sichern Sie die Fenster und schließen Sie die Türen ab. Vielleicht bringen Sie an der Kinderzimmertür ein Glöckchen an, damit Sie hören, wenn nachts die Tür aufgeht.
Da sich Schlafwandler sowieso nicht an das Schlafwandeln erinnern können, sollten Sie kein großes Aufhebens darum machen. Das Kind könnte sonst Angst vor dem Einschlafen entwickeln, weil es glaubt, dass etwas nicht in Ordnung mit ihm sei.

Nachtschreck (Pavor nocturnus)

Am häufigsten tritt nächtliches Angsterschrecken im vierten und fünften Lebensjahr auf. Aber auch zwischen dem zweiten und siebten Lebensjahr kann ein Nachtschreck auftreten.
Im Gegensatz zu einem Albtraum verläuft das Angsterschrecken folgendermaßen: Das Kind erwacht etwa eine bis drei Stunden nach dem Einschlafen aus dem Tiefschlaf, aber nur unvollständig. Die Augen sind weit aufgerissen, es schreit, schlägt um sich und lässt sich nicht beruhigen. Vielleicht wehrt es sich sogar gegen Körperkontakt.

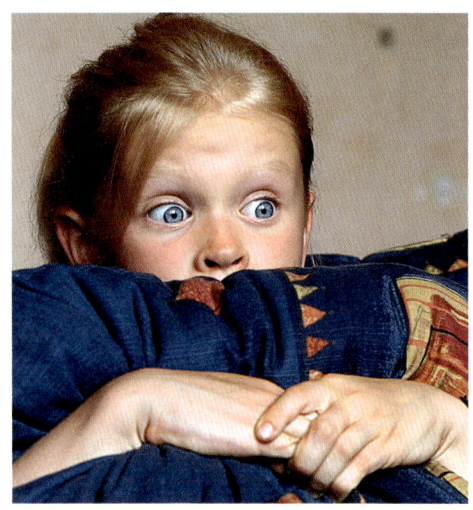

Sie sollten versuchen, Ihr Kind nicht zu wecken und ein paar Minuten abzuwarten. Aber sorgen Sie dafür, dass es sich nicht verletzt. Am nächsten Tag kann sich das Kind i. d. R. an nichts erinnern.

Meistens dauert ein Nachtschreck nur wenige Minuten. Er kann aber auch bis zu einer halben Stunde anhalten. Eine derartige Attacke ist für Eltern zwar sehr beunruhigend, aber auch bei gehäuftem Auftreten kein Hinweis auf eine gefährliche Krankheit oder eine psychische Störung. Seien Sie auf jeden Fall in solch einem Moment für Ihr Kind da und geben Sie ihm das Gefühl, gut behütet und geborgen zu sein, sobald es das nach dem Schreck wahrnehmen kann.

INFO

Woran erkennen Sie Nachtschreck und Albträume?

	Pavor nocturnus	Albträume
Schlafphase	unvollständiges Erwachen aus dem Tiefschlaf	Angsttraum in der REM-Phase, kurz vor dem Aufwachen
Reaktion des Kindes	Kind schreit, seine Augen sind weit aufgerissen, es kann nicht geweckt werden; danach wieder ruhiges Einschlafen	Kind erwacht und weint oder schreit, ruft nach den Eltern
Verhalten des Kindes	Kind ist außer sich, murmelt, schlägt um sich, will nicht gehalten werden, wehrt sich gegen Körperkontakt	Kind ist trostbedürftig, sucht Körperkontakt
Was können Sie tun?	dafür sorgen, dass sich Ihr Kind nicht verletzt, abwarten, nicht wecken	Trost spenden
Alter	1.–7. Lebensjahr; am häufigsten 4. und 5. Lebensjahr	3.–10. Lebensjahr
Erinnerung am nächsten Morgen	nein	ja

Es gibt einige homöopathische Mittel, die gut bei Nachtschreck wirken. Suchen Sie sich am besten einen erfahrenen Homöopathen, der das richtige Mittel für Sie auswählen kann.

Oft ist es für Eltern schwierig, einen Nachtschreck vom Erwachen aus einem Albtraum zu unterscheiden. Ein Hinweis ist, dass sich beim Nachtschreck Ihr Kind nicht trösten oder wecken lässt. Erwacht das Kind dagegen nach einem Albtraum, sucht es Ihre Nähe, lässt sich trösten und kann sich am nächsten Tag auch an die Situation erinnern. Anhand der oben stehenden Tabelle können Sie die beiden Phänomene unterscheiden.

Zähneknirschen

Im Kleinkindalter ist Zähneknirschen zwischen dem achten Lebensmonat und dem dritten Lebensjahr nichts Ungewöhnliches, sondern eher ein natürliches Phänomen. Zahnärzte sprechen auch davon, dass die Kinder ihre Zähne „einbeißen", um die Kauflächen passend abzuschleifen. Machen Sie sich also keine Sorgen, dass es sich hier um stressbedingtes Zähneknirschen handeln könnte.

Bei älteren Kindern und Jugendlichen weist das Zähneknirschen dagegen auf eine psychische Anspannung hin, die sich in den REM-Phasen des Schlafes durch Aufeinanderpressen und -reiben der Zähne entlädt. Symptomatisch kann hier eine Aufbissschiene Abhilfe schaffen. Allerdings sollte die Ursache für das Zähneknirschen gefunden werden, da das Beißen und Knirschen langfristig durchaus auch zu Schäden am Kiefergelenk führen kann.

Einschlafzuckungen

Wahrscheinlich kennen Sie das Gefühl kurz vor dem Einschlafen: Sie glauben, zu fallen oder ausweichen zu müssen und Ihre Arme oder Beine zucken willkürlich. Hierbei handelt es sich um ein natürliches Phänomen, das auch bei Neugeborenen häufig vorkommt. Solange die Zuckungen jedoch nicht so schwerwiegend sind, dass sie Ihr Kind am Einschlafen hindern, sind sie nicht behandlungsbedürftig.

Schlafgebundene Epilepsie

Schlafgebundene Epilepsie kann eine mögliche Ursache für Schlafstörungen von Kindern sein. Sie kommt aber sehr selten vor. Diese Erkrankung tritt ausschließlich während des Schlafens auf und kann sich durch Krämpfe und Sprechstörungen während und kurz nach dem Anfall äußern.

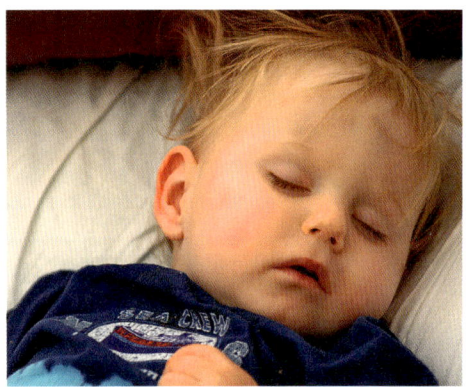

Wenn Sie den Verdacht haben, dass Ihr Kind an dieser sehr seltenen Krankheit leidet, gehen Sie schnellstmöglich zum Kinderarzt. Sie kann im Schlaflabor diagnostiziert und medikamentös behandelt werden.

Normalerweise heilt die schlafgebundene Epilepsie bei Kindern mit Abschluss der Pubertät aus.

Schnarchen und Schlafapnoe

Etwa sieben Prozent aller Kinder im Alter von zwei bis sechs Jahren schnarchen regelmäßig. Meistens ist das kindliche Schnarchen harmlos und tritt aufgrund zu enger Nasengänge auf. Allerdings kann es sich auch um eine krankhafte Störung handeln, das sogenannte Schlafapnoe-Syndrom. Die betroffenen Kinder atmen angestrengt, haben manchmal Atemaussetzer und sind verschwitzt. Es kann zu Sauerstoffmangel kommen. Dieses Syndrom ist eher selten, kann sich aber sehr negativ auf das Wachstum und die Entwicklung des Kindes auswirken.

Sollte Ihr Kind regelmäßig schnarchen, muss die Ursache von einem Kinderarzt abgeklärt werden. Unabhängig von der Ursache kann Schnarchen die Schlafqualität Ihres Kindes aufgrund der „Lärmbelästigung" deutlich verschlechtern, was sich auch auf sein Tagesbefinden und seine Konzentrationsfähigkeit auswirkt. So hat man festgestellt, dass die schulischen Leistungen von Grundschulkindern, die schnarchen, schlechter sind als die ihrer nicht schnarchenden Schulkameraden.

Schnarchende Kinder neigen wohl auch häufiger zu Verhaltensauffälligkeiten. Ein Grund mehr, auf jeden Fall den Kinderarzt aufzusuchen, falls Ihr Kind regelmäßig schnarcht.

Wachstumsschmerzen und unruhige Beine

20 Prozent aller Schulkinder leiden unter Wachstumsschmerzen, die vorzugsweise nachts auftreten. Die Betroffenen haben Krämpfe und können einfach nicht einschlafen. Wenn Kinder Ihre Beine nicht ruhig halten können, über innere Unruhe und Bewegungsdrang klagen, kann es sich aber auch um das Restless-Legs-Syndrome (RLS) handeln. Dieses ist eine neurologische Erkrankung, die auch im Kindes- und Jugendalter auftreten kann. Falls ein Verdacht auf RLS besteht, sollten Sie unbedingt einen Kinderarzt zurate ziehen.

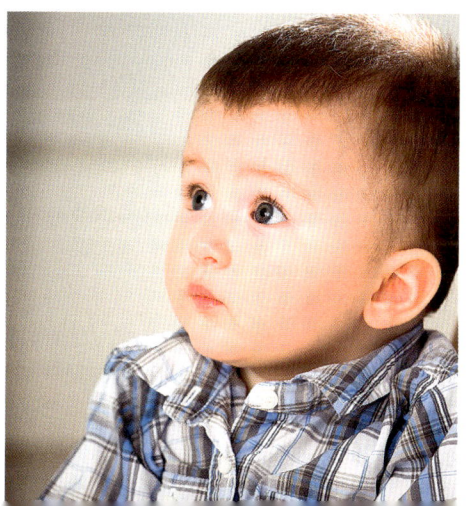

Schlafprotokoll für Klein- und Kindergartenkinder

	Montag	Dienstag	Mittwoch	Donnerstag	Freitag	Samstag	Sonntag
Aufwachzeit morgens							
Kind musste geweckt werden (ja, nein)							
Tagesschlaf (ja, nein)							
Dauer des Tagesschlafs							
Stimmung am Tag							
Tätigkeiten vor dem Schlafengehen							
Tätigkeiten nach dem Schlafritual							
Licht aus (Zeitpunkt)							
Einschlafzeit							
Auffälligkeiten im Schlaf							
Aufwachen nachts (ja, nein, wie oft)							
Schlafenszeit nachts							
Schlafenszeit insgesamt							

Register

Bildnachweis

Wir bedanken uns bei allen Bildlieferanten, die uns durch die Bereitstellung von Abbildungen freundlicherweise unterstützt haben.

djd/deutsche journalisten dienste: 82

fotolia.com: st-fotograf 7, 15, 30, 31; Monkey Business 10, 56; farbkombinat 12; jeecis 13, 86; pegbes 14; Anna Kowolik 17, 48; Sebastian Grecu 19; bodo011 20; lisalucia 22; Artyom Yefimov 23; Adam Borkowski 24, 73; Johanna Goodyear 26; Marinou M 32; Lena S. 35; Brebca 36; madjuszka 37; Carola Schubbel 41; Oleg Kozlov 44; drubig-photo 45; Pauline Breijer 46; Joanna Zielinska 49; aieaieaie13 51; ChristArt 53; iofoto 55; Artem Meshcheryakov 57; Roman Hense 59; Tomasz Trijanowski 60; Denis Tabler 61; Monika Adamczyk 62, 88; Sven Hoffmann 63; Christopher Nuzzako 65; jörn buchheim 66, 70; sterneleben 67; Jasmin Merdan 68; Swifter 71; Dmitry Ersler 72, 78; Dron 75; chriskuddl/zweisam 77; LanaK 79; Renata Osinska 85; Mykola Velychko 87; Maria Adelaide Silva 89; Hallgerd 90; Yvonne Bodganski 92; nyul 93

iStockphoto.com: ArtisticCaptures 5; MKucova 39; Gloria-Leigh 42; jpmediainc 52

polylooks.de: Manuel Tennert 4; lisalucia 9; Zoonar/Andreas Fitz 29; MonkeyBusinessImages 84